肿瘤防治中西医结合科普手册

肺结节
健康管理

主　　编　花宝金

执行主编　刘　瑞

副 主 编　李　玥　张曦元　葛馨月

编　　者（以姓氏笔画为序）

王林枫　任晓玲　刘　瑞　花宝金　李　玥

李　娟　何姝霖　余君豪　张　兴　张曦元

张曦文　阿依达娜·毛兰　罗　钺　胡佳奇

葛馨月　雷泽杭

人民卫生出版社
·北京·

图书在版编目（CIP）数据

肺结节健康管理 / 花宝金主编. —— 北京 ：人民卫生出版社，2025. 7. ——（肿瘤防治中西医结合科普手册）. —— ISBN 978-7-117-38300-4

Ⅰ. R563-49

中国国家版本馆 CIP 数据核字第 20259DL407 号

人卫智网	www.ipmph.com	医学教育、学术、考试、健康，购书智慧智能综合服务平台
人卫官网	www.pmph.com	人卫官方资讯发布平台

肿瘤防治中西医结合科普手册

肺结节健康管理

Zhongliu Fangzhi Zhongxiyi Jiehe Kepu Shouce

Feijiejie Jiankang Guanli

主　　编：花宝金

出版发行：人民卫生出版社（中继线 010-59780011）

地　　址：北京市朝阳区潘家园南里 19 号

邮　　编：100021

E - mail：pmph @ pmph.com

购书热线：010-59787592　010-59787584　010-65264830

印　　刷：北京顶佳世纪印刷有限公司

经　　销：新华书店

开　　本：889×1194　1/32　**印张：**8.5

字　　数：131 千字

版　　次：2025 年 7 月第 1 版

印　　次：2025 年 8 月第 1 次印刷

标准书号：ISBN 978-7-117-38300-4

定　　价：49.80 元

打击盗版举报电话：010-59787491　E-mail：WQ @ pmph.com

质量问题联系电话：010-59787234　E-mail：zhiliang @ pmph.com

数字融合服务电话：4001118166　E-mail：zengzhi @ pmph.com

前言

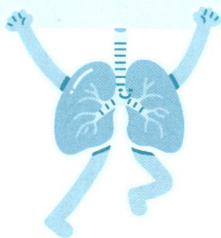

　　随着现代医学影像技术的快速发展和人们健康意识的提高，肺结节的检出率显著上升。然而，由于肺结节的性质复杂，其诊断和治疗面临诸多挑战。本书的编写旨在帮助读者更好地理解肺结节的定义、诊断方法、随访管理和治疗策略，尤其是结合中西医的防治手段，从而提供一个全面、科学的肺结节知识体系。通过本书的内容，我们希望读者能够掌握正确的知识，减少对肺结节的恐慌情绪，并在专业医生的指导下积极应对。

　　本书从基础科普的角度，系统介绍了肺结节的相关知识。全书共分五章，"认识肺结节"部分介绍肺的基本功能，肺结节的定义、分类及相关病因，结合现代医学与中医学视角，帮助读者建立全面的认知框架；"肺结节的诊断"围绕影像学检查、病理分型、中医辨证等内容，讲解了肺结节从发现到确诊的全过程；在"观察随访"中，系统梳理了不同类型肺结节的随访管理策略，指导患者科学监测，避免过度治疗或延误病情；"肺结节的治疗"涵盖西医常规治疗与中医干预方法，从手术、药物到中医辨证论治、针灸、穴位贴敷等，倡导中西医协同干预、个体化管理；"生活调护"部分结合《黄帝内经》等经典理论，提出饮食起居、情志调节、传统功法等综合调护建议，提升患者自我管理能力，体现中医"未病先防、既病防变"的防治理念。

　　本书致力于用简洁易懂的语言，为广大读者普及肺结节的科学知识和防治策略，希望帮助患者及早发现问题，并在专业医生的指导下，选择合适的治疗方法，实现健康管理的目标。在编写过程中，我们参考了大量的医学文献，并邀请了多位专家共同探讨内容，以确保准确性。当然，书中难免有不足之处，也欢迎广大读者和同行批评指正，以期在再版时进行修正和改进。我们由衷感谢每一位为本书编写提供帮助的人士，感谢各位读者的支持和厚爱。

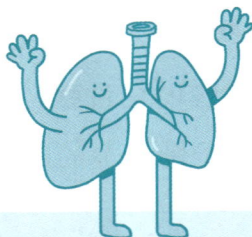

编者

2024 年 11 月 11 日

目录

第一章　认识肺结节

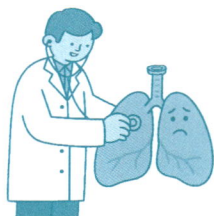

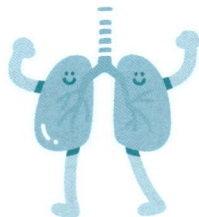

第二章　肺结节的诊断

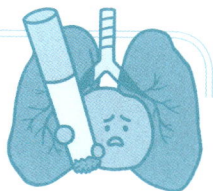

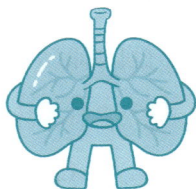

第三章 观察随访

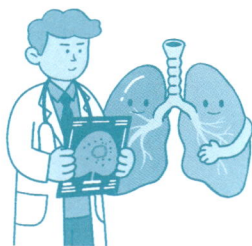

第四章　肺结节的治疗

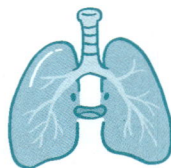

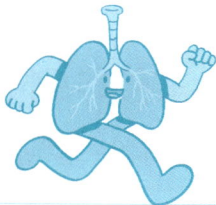

第五章　生活调护

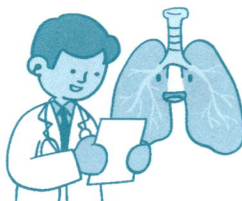

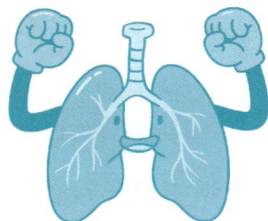

第一章

认识肺结节

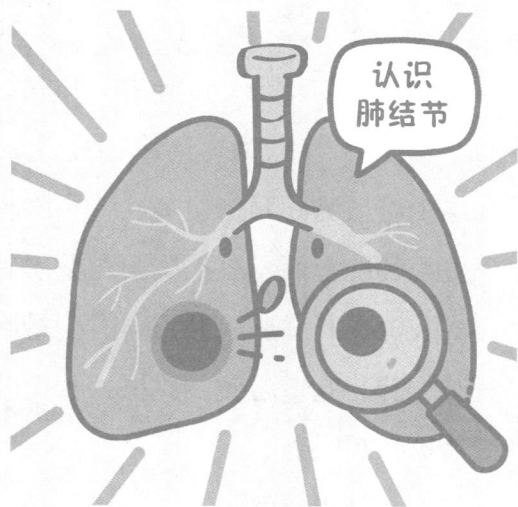

概念

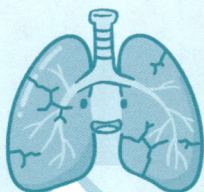

1 肺的解剖结构是什么样的？

肺是人体的主要呼吸器官，位于胸腔内的纵隔两侧，分为左肺和右肺。左肺由于受心脏影响，分上叶和下叶两部分；右肺较大，分为上叶、中叶和下叶三部分。肺呈圆锥状，结构复杂，由肺尖、肺底、三面（肋面、纵隔面、膈面）和三缘（前缘、后缘、下缘）组成。肺的外层由脏层胸膜紧密包裹，壁层胸膜衬于胸壁内面、纵隔侧面和膈上面。脏层胸膜与壁层胸膜之间形成一个潜在的腔隙—胸膜腔，其内含有少量胸膜液，能够在呼吸时减少肺与胸壁之间的摩擦，帮助肺在吸气和呼气时平稳地扩张和收缩。

肺通过气管与外界空气相通。在肺门处，左、右主支气管分出 2 级支气管，进入肺叶。支气管反复分支形成支气管树，支气管在肺内分为 23 ～ 25 级，最终延伸至终末支气管和肺泡。支气管各级分支之间及肺泡之间都由结缔组织性的间质所填充，血管、淋巴管、神经等随支气管的分支分布在结缔组织内。肺泡之间的间质内含有丰富的毛细血管网，毛细血管膜与肺泡共同组成呼吸膜，血液和肺泡内气体进行气体交换必须通过呼吸膜才能进行，呼吸膜的总面积可达 $70m^2$，在安静状态下，只需部分肺泡充分通气和灌注，即可完全满足机体短时间内所需的气体交换量。

2　肺有什么功能？

肺是呼吸系统中最关键的器官，主要功能是进行气体交换，即将外界的氧气输送至血液，并排出血液中的二氧化碳。除此之外，肺还具有调节酸碱平衡、参与免疫反应等多种辅助功能。

首先，气体交换是肺的核心任务。吸气时，空气通过鼻腔或口腔进入气管，经支气管到达肺泡。肺泡与毛细血管紧密接触，氧气从肺泡扩散进入血液，而血液中的二氧化碳则通过毛细血管进入肺泡，最终随呼气排出体外。

其次，肺通过排出二氧化碳来维持酸碱平衡。二氧化碳在血液中形成碳酸，过量的二氧化碳会导致血液酸性升高。通过调节二氧化碳的排放，肺帮助维持体内正常的酸碱平衡。

此外，呼吸道在呼吸过程中通过水分的蒸发参与散热。吸入的空气在流经鼻腔和气道时被加温加湿，呼出时则带走热量和水蒸气。在运动或发热等导致体温升高的状态下，呼吸频率和深度的增加会显著增强这种蒸发散热的效果。

作为与外界直接接触的器官，肺在防御功能中也发挥着重要作用。

气道黏膜上皮细胞分泌黏液，用以捕捉灰尘、细菌和其他微生物，纤毛则将这些有害物质通过咳嗽等方式排出体外。同时，肺内的免疫细胞，如巨噬细胞，能够吞噬入侵的病原体，参与局部免疫反应，防止感染扩散。

尽管气体交换是肺的主要职责，但它也在某些代谢过程中扮演角色。肺毛细血管内皮细胞参与激素的代谢和活化，如通过血管紧张素转换酶（ACE）将血管紧张素 I 转化为血管紧张素 II，从而参与血压调节。

最后，肺还为语音生成提供了必要的气流支持。通过控制气流的速度和压力，肺在发声过程中起到了重要作用，辅助声带产生声音。

这些功能使得肺不仅在呼吸过程中不可或缺，还在多方面支持着全身的生理功能。

3 中医学怎样认识肺？

肺位于胸腔，左右各有一个，覆盖在五脏六腑的上面，它的位置在人体的五脏六腑中最高，所以在中医术语中又将肺形象地称为"华盖"。肺的主要生理功能是主气，司呼吸，主行水，朝百脉，主治节。肺气以宣发肃降为基本运动形式，肺气宣发，浊气得以呼出；肺气肃降，清气得以吸入。肺在五行属金，为阳中之少阴，与秋气相通应。肺开窍于鼻，外合皮毛，且其位最高，风、寒、湿、燥、火等外感六淫之邪易从口鼻或皮毛而入，首先犯肺。肺为娇脏，其清虚娇嫩，不容纤芥，不耐邪气之侵。故无论外感、内伤，还是其他脏腑病变，皆可病及于肺，主要病理变化为肺气宣降失常。

肺主一身之气。宗气由肺吸入的自然界清气与脾胃运化的水谷之精所化生的谷气相结合而生成，能贯注心脉以助心推动血液运行，还可沿三焦下行脐下丹田以资先天元气；肺为水之上源，具有通调水道的功能，与大肠相表里。肺失宣发肃降，可致水液不能下输其他脏腑，浊液不能下行至肾或膀胱；肺气行水功能失常，可引起脾气转输到肺的水液不能正常布散，聚而为痰饮水湿。肝肺气机升降相因，肺肾金水相生。因此，肺系病证可涉及心、脾、肝、肾、膀胱、大肠等多个脏腑。

④ 什么是肺结节？

肺结节是影像学检查中的常见征象，通常表现为肺部局灶性、圆形或类圆形的密度增高影，直径不超过 3cm，并且完全被肺组织包围。结节可表现为实性结节或亚实性结节（呈磨玻璃样密度或混合密度），既可以单发，也可以多发。值得注意的是，肺结节通常不伴有肺不张、肺门淋巴结肿大或胸腔积液等其他异常表现。

5 为什么现在肺结节的检出人数越来越多？

　　肺结节的检出人数越来越多与发病率上升和诊断率上升两个因素有关，发病率上升多由于环境污染、吸烟等原因，而诊疗水平的提高和公众健康意识的增强，使得肺结节诊断率逐渐上升。

（1）诊疗水平的提高

　　医学影像技术的进步是重要原因之一。随着计算机体层扫描（computed tomography，CT），尤其是低剂量螺旋 CT（low-dose computed tomography，LDCT）的普及，肺癌筛查变得更加精准。低剂量螺旋 CT 具有高分辨率和低辐射的优点，能够发现体积极小的结节病灶。相比之下，低剂量螺旋 CT 和高分辨率 CT（high resolution CT，HRCT）应用之前，临床主要依靠胸部 X 线检查进行筛查，但 X 射线的分辨率较低，特别是对于磨玻璃密度、体积较小的肺结节，或者位于纵隔、心包后的隐蔽病灶，检出率较低。此外，由于胸腔内结构复杂，心脏、食管、骨骼等组织，甚至衣物和饰品，都会影响医生对胸片的判读，进一步降低了肺结节的检出率。

（2）健康意识的增强

随着公众健康意识的增强，人们对自身健康的关注度不断增加，更频繁地进行体检和早期疾病筛查，也是肺结节检出率上升的关键因素。体检和肺癌筛查项目变得越来越常见，尤其是在高风险人群（如吸烟者或暴露于有害环境中的人群）中。通过定期的低剂量螺旋CT检查，许多早期肺结节得以发现，而这些患者可能并无明显症状。

6 中医学如何认识肺结节？

肺结节是一类随着现代医学发展而"检"出的疾病，中医古籍未记载其病名，根据临床特点和症状，现代医者大多将其归属于"积证""肺积""痰核""息贲""肺痹"等范畴。肺结节临床多无明显症状，对于存在临床症状的类型，可将其归属于中医学"咳嗽""喘病"等范畴；结合肺结节人群的情志表现，也有学者将肺结节归于"郁证"的范畴。现代医家亦有以"窠囊"命名肺结节的。"窠囊"与现代医学肺结节的病位、形态结构、发病特点等均相似，故中医学又以"窠囊"理论论治肺结节。

中医学对肺结节的认识具有独特的理论体系和辨证思维。中医学认为，肺结节是由气滞导致痰湿、瘀血等有形病理产物滞留于肺脏所形成的，而正气不足在其发生过程中起着核心作用。临床上，肺结节人群常表现为正气亏虚，这与《黄帝内经》中"邪之所凑，其气必虚。"的论述相符。

⑦ 肺结节分为哪些类型?

（1）根据结节大小分类

肺结节直径 < 5mm 者为微小结节，直径为 5 ~ 10mm 者为小结节。

（2）根据数量分类

肺结节可分为孤立结节和多发性结节（≥ 2 个）。

（3）根据结节密度分类

1）**实性肺结节**：肺内圆形或类圆形密度增高影，病变密度足以掩盖其中走行的血管和支气管影。

2）**亚实性肺结节**：根据其中实性成分与磨玻璃成分的比例，进一步分为部分实性结节（实性成分和磨玻璃成分混合存在）和纯磨玻璃结节（仅有磨玻璃成分）。含磨玻璃密度的肺结节均称为亚实性肺结节，其中磨玻璃病变指 CT 显示边界清楚或不清楚的肺内密度增高影，但病变密度不足以掩盖其中走行的血管和支气管影。

不同密度、数量和大小的肺结节，其恶性风险存在差异。一般来说，持续存在的肺结节大小与恶性概率明显相关，结节越大恶性风险越高。就密度而言，亚实性结节的恶性概率高于实性结节，部分实性结节的恶性概率高于纯磨玻璃结节。

8 肺结节一定是肺癌吗？

虽然肺结节可能是肺癌的早期表现，但它不等同于肺癌。肺结节通常是在因其他原因进行胸部 X 射线检查或胸部 CT 扫描时发现的。胸部 CT 扫描肺结节的检出率为 30%～50%，但约 95% 的肺结节是良性的。虽然肺结节可能是肺癌的早期征兆，但并不是所有的肺结节都是恶性病变。许多肺结节是良性的，不会引起严重的健康问题。因此，发现肺结节后，医生通常会通过影像学随访或进一步检查［如活检、正电子发射计算机断层扫描（PET-CT）］来评估其性质。

在 CT 影像学中，虽然肺结节常与肺癌相关，但许多其他疾病也可能引起肺结节。这些病因可以分为良性和恶性病变，具体情况如下。

（1）良性疾病

1）**炎症性疾病**：感染是肺结节常见的原因，尤其是在某些高危地区或有相关病史的患者中。常见的炎症性疾病包括肺结核、真菌感染（如肺曲霉菌感染），或其他细菌、病毒引起的肺部感染。

2）**肉芽肿性疾病**：肉芽肿性病变也可能导致肺结节，常见疾病包括结节病、孢子菌病等

3）**免疫相关疾病**：主要包括类风湿结节、肺泡炎和纤维化等。

4）**良性肿瘤**：常见于肺错构瘤、纤维瘤和腺瘤等。

（2）恶性疾病（非肺癌）

1）**转移性癌**：主要是其他器官的转移瘤，乳腺癌、结肠癌、肾癌、黑色素瘤等实体肿瘤可通过血液或淋巴系统转移至肺部，表现为肺结节或多发性结节，通常分布不规则，并可能迅速增大。

2）**淋巴瘤**：主要见于霍奇金淋巴瘤和非霍奇金淋巴瘤，这些恶性淋巴系统肿瘤也可能累及肺部，形成肺结节，常伴纵隔淋巴结肿大。

（3）**其他原因**：肺部先前的感染或创伤所形成的瘢痕组织或吸入的某些物质（如石棉或其他颗粒物）沉积在肺内，形成肺结节。这些结节通常较小且稳定，不会随着时间增大。

在 CT 影像中，医生会根据形态、大小变化、结节数量、密度及是否伴有钙化等特征来判断其可能的病因。尽管肺结节容易让人担心肺癌的可能性，但仍有多种其他潜在病因，包括感染、炎症、良性肿瘤和转移性肿瘤等。正确的诊断需要结合病史、影像学特征及进一步检查（PET-CT、活检）来确定结节的性质。

9 哪些人的肺结节更有可能是恶性的？

依据《基于肺癌高风险人群筛查的肺结节中医诊疗与管理专家共识》，恶性肺结节（即肺癌）的高危因素包括以下几个方面。

（1）吸烟史

每日吸烟的包数和吸烟年数的乘积（即吸烟包年数）≥ 30 包年，包括曾吸烟 ≥ 30 包年但戒烟不足 15 年者。此外，与吸烟者共同生活或在同一空间工作超过 20 年（即二手烟暴露）也被认为是高危因素。

（2）环境及职业暴露

曾在至少 1 年内暴露于有害环境或高危职业，如石棉、铍、铀、氡、二氧化硅、镉、砷、铬、柴油烟雾、镍、煤烟和煤烟尘等。

（3）基础疾病史

患有慢性阻塞性肺疾病（chronic obstructive pulmonary disease，COPD）或特发性肺间质纤维化的病史。

（4）家族病史

直系亲属中有确诊肺癌者的家族史。

除此之外，《中华医学会肺癌临床诊疗指南（2022版）》指出，年龄大于 50 岁、长期暴露于环境油烟、有个人肿瘤史或肺结核病史的患者，肺癌风险也相对较高。因此，凡是符合上述中的一项或多项危险因素的肺结节人群，无论是否出现症状，都应定期进行身体检查，以便早期发现和治疗。

10 有哪些方法可以判断肺结节是良性还是恶性呢？

（1）影像学检查

低剂量螺旋 CT 是筛查肺结节最常用的方法，薄层高分辨 CT 是肺结节随访最常用的方法。可以通过 CT 图像、三维重建技术、人工智能（artificial intelligence，AI）辅助诊断系统等对肺结节的恶性风险进行动态随访与综合评价，肺结节的大小、形态、CT 值、恶性征象等要素在随访过程中的变化情况都能够辅助临床医生对于肺结节恶性概率进行评价。对于直径 8mm 以上，存在实性成分且高度考虑为恶性的肺结节，PET-CT 能够协助区分肺结节的良恶性，但由于 PET-CT 带来的辐射危害相对较高，需要根据临床医生建议在必要时进行这项检查。

（2）实验室检查

肿瘤标志物 [如胃泌素释放肽前体（pro-gastrinreleasing peptide，Pro-GRP）、癌胚抗原（carcinoembryonic antigen，

CEA）、神经元特异性烯醇化酶（neuron-specific enolase, NSE）、细胞角蛋白19片段抗原21-1（cyto-keratin 19 fragment antigen 21-1，CYFRA21-1）等]检测升高可能提示肺癌的存在，但由于多数肺结节为极早期的肺癌或肺癌癌前病变，故肿瘤标志物的灵敏度、特异度在肺结节的良恶性辅助判断中并不理想。现阶段，文献报道了一些新型液体活检技术，如对外周血中循环肿瘤细胞、循环肿瘤DNA（ctDNA）及循环肿瘤细胞甲基化、针对肿瘤特异性抗原产生的7种自身抗体（p53、GAGE7、PGP9.5、CAGE、MAGEA1、SOX2、GBU4-5）检测，肺癌自身抗体谱的诊断特异度为90%，敏感度为61%，联合低剂量螺旋CT检查，可以进一步提高早期肺癌的检出率。

（3）病理活检

病理活检包括非手术活检和手术活检。非手术活检主要包括经皮肺穿刺活检和经支气管肺活检；手术活检则多在明确手术指征后进行，是目前肺结节诊疗中最常见的病理检查方式。

11 诊断肺结节的"金标准"是什么？

尽管影像学检查（如 CT、PET-CT）在临床诊断和筛查中起到了重要作用，能够帮助医生判断结节的大小、形态、密度和代谢活性等特点，评估结节的恶性风险，并指导穿刺或手术的具体部位，但病理活检仍是明确肺癌诊断的"金标准"。病理活检能准确判断结节的性质，尤其在影像学检查难以明确的情况下至关重要。

非手术有创病理检查包括经皮肺穿刺活检与经支气管肺活检。目前，由于经皮肺穿刺活检可能带来的并发症发生率较高，不推荐被应用于直径小于 8mm 的肺结节。尽管经支气管肺活检对多个周围型持续性肺结节的诊断有一定的潜力和应用前景，但仍存在一定的创伤。现阶段，明确手术指征的患者，手术活检仍是肺结节诊疗中最为常见的病理检查方式。

12 肺结节如何进行风险分级？

肺部影像报告和数据系统（lung imaging reporting and data system，Lung-RADS）是美国放射学会（ACR）

在 2014 年首次提出，并在 2022 年更新的肺结节分级评估系统，旨在标准化低剂量螺旋 CT（LDCT）筛查中肺结节的报告和管理流程。该系统通过分级来帮助放射科医生评估肺结节的恶性风险，并提供后续的管理建议。

Lung-RADS 通过 CT 图像上的肺结节特征（如大小、密度、形态等）将结节划分为不同的风险类别，每个类别对应不同的随访或治疗建议。例如，低风险结节建议常规随访，而高风险结节则可能需要进一步的影像学检查或组织活检。

国内一些放射科目前也在报告中采用这一分级。然而，Lung-RADS 在中国的适用性存在较大争议，尤其是在磨玻璃结节（GGN）数量较多的情况下。针对这一问题，四川大学华西医院李为民教授团队基于中国人群的大样本 CT 筛查数据，制定了适用于中国人群的 C-Lung-RADS 分级系统。该系统于 2024 年 9 月 17 日正式发表在 *Nature Medicine* 上，具体评估标准见表 1-1。文章指出，相较于 Lung-RADS 2022 版，C-Lung-RADS 更适合中国人群，尤其在面对大量磨玻璃结节时表现更优。

表 1-1 C-Lung-RADS 评估类别

C-Lung-RADS 分类	发现	管理建议	恶性风险 /%	估计人群患病率 /%
0- 阴性	钙化灶	继续每年进行低剂量螺旋CT筛查,12个月后复查	–	–
1- 低风险	实性结节:< 6mm	继续每年进行低剂量螺旋CT筛查,12个月后复查	0.30	78.20
	部分实性结节:< 6mm			
	非实性结节:< 6mm			
2- 中等风险	实性结节:≥ 6 至 < 10mm	6个月后CT复查	3.20	17.40
	部分实性结节:总直径≥ 6mm,实性部分< 6mm			
	非实性结节:≥ 6 至 < 20mm			
3- 高风险	实性结节:≥ 10 至 < 18mm	3个月后CT复查(可考虑高分辨率CT或PET-CT)	6.20	2.60
	部分实性结节:总直径≥ 6mm,实性部分≥ 6 至 < 10mm			
	非实性结节:≥ 20mm			
4- 极高风险	实性结节:≥ 18mm	立即进行临床评估,可能包括PET-CT、组织活检或进一步的临床检查	24.30	1.80
	部分实性结节:实性部分≥ 10mm			
	2 或 3 类结节,使用多维模型预测恶性概率≥ 0.5			

13 肺结节的形成与哪些因素有关？

肺结节的发生是遗传和环境等多种因素共同作用的结果，其具体发病机制尚不完全明确。

（1）**生活方式**：首先，吸烟被认为是肺结节及肺癌的主要风险因素之一。美国癌症协会的研究显示，吸烟会导致肺部慢性炎症，显著增加肺结节的发生率，吸烟者的发病率远高于非吸烟者。其次，研究表明，富含抗氧化物质（如维生素 C 和维生素 E）的食物可能有助于维护肺部健康。而长期摄入高脂、高盐、高蛋白的食物与多种慢性疾病相关联，可能间接影响肺部健康。再次，情绪紧张、压力大导致气郁、免疫功能下降，容易影响肺部健康，可能增加肺结节的发生。最后，研究指出，缺乏锻炼会降低免疫系统的功能，增加肺部疾病的风险。定期锻炼有助于增强免疫力，保持良好的肺功能。

（2）**环境因素**：长期暴露在空气污染环境中是肺结节及肺部疾病的重要风险因素。空气中的颗粒物（如PM2.5）和有害气体（如二氧化硫、氮氧化物）会显著增加肺部疾病的发病率。此外，长期接触工业粉尘（如石棉等）与肺结节和肺癌的发生密切相关。研究显示，长期暴露于铍、铀、氡、二氧化硅、镉、砷、铬、柴油烟雾、镍、煤烟及其烟尘中会大幅增加患肺结节和肺癌的风险。

（3）遗传因素：西医学研究表明，肺结节有一定的遗传倾向。根据美国肺脏协会和欧洲呼吸学会的肺癌筛查指南，家族中有肺癌或其他肺部疾病史的个体可能面临更高的患病风险，这与遗传易感性有关。

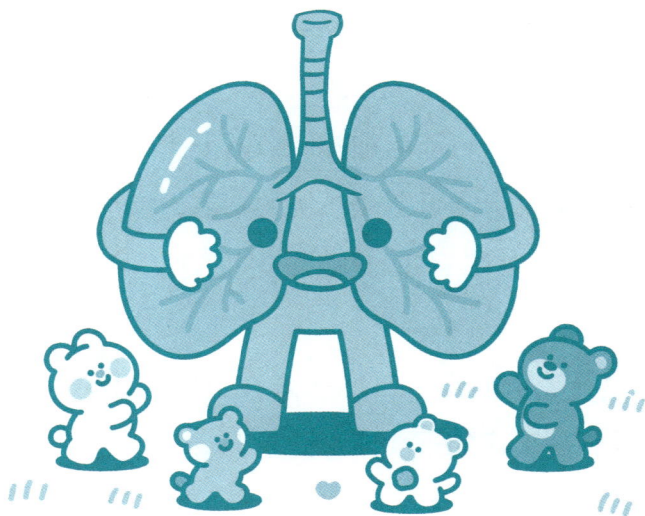

（4）**既往病史**：有慢性阻塞性肺疾病、肺纤维化和肺结核病史的个体肺结节的发生率更高。研究指出，曾感染结核病的患者肺部可能遗留结核结节或纤维化病灶，这些病灶可能发展为新的结节。

14　肺结节能自行消失吗？

在复查随访中，部分肺结节会出现吸收消散。多个国际临床研究表明，筛查或偶然发现或者不完整 CT 扫描（没有在指定层厚或层厚 > 2mm）发现的肺结节吸收消散的概率为 20% ~ 70%。因此，即便不加干预，肺结节也存在一定的概率会自行消散。肺结节是否能自行消失，取决于其性质和形成原因。

某些由感染（如细菌、真菌或病毒感染）引起的肺结节可能随着感染的控制或治疗自行消失。因此，对于存在一定恶性风险的肺结节，临床医生往往建议先进行抗感染治疗，来明确是否为炎症导致的肺结节。

然而，并非所有肺结节都会自行消失，如炎症刺激后留下的肺部瘢痕灶，石材粉尘和煤炭粉尘的吸入、自身免疫性疾病等导致的肺结节。如果结节是由恶性肿瘤

（如早期肺癌）引起的，它们可能会持续存在或逐渐增大。因此，对于发现肺结节的患者，通常建议定期随访，通过影像学检查观察其变化，以确定是否需要进一步的诊断或治疗。

15 中医药能够治疗肺结节吗？

中医药可以在肺结节的治疗和调理中发挥重要作用，尤其是在改善症状、稳定情绪、提高免疫力和预防结节恶性转化方面。研究证实，中医药能够抑制肺结节的恶性进展，并在一定程度上使肺结节缩小。对于存在风险的肺结节，在随访复查阶段给予中医药治疗是推荐的治疗方案；对于不宜手术的老年人群，中医药治疗也能够发挥改善患者症状、稳定结节的优势作用。中医药治疗肺结节应结合现代医学影像学的随访，以确保最佳的治疗效果。

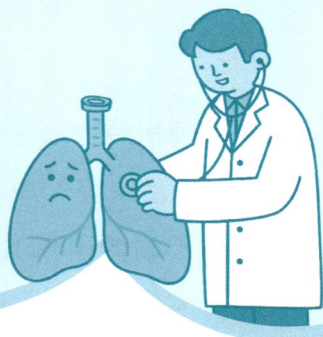

第二节
病因

1 ## 吸烟与肺结节形成有关系吗?

　　吸烟是导致肺癌的主要风险因素,吸烟者患肺癌的概率显著高于不吸烟者。烟草烟雾中至少含有 69 种致癌物,人体暴露于这些致癌物时,关键基因发生永久性突变的概率显著增加,导致正常生长调控机制失调。研究表明,长期吸烟者患肺癌的概率比不吸烟者高 10～30 倍。吸烟会损害肺部细胞,并促使炎症和纤维化的发生,导致肺结节形成。我们把吸烟指数超过 400 年·支(每天吸烟 20 支,连续吸烟 20 年,吸烟指数=400 年·支)的这些烟民定义为"肺癌的高危人群"。长期吸烟者如果发现肺结节,通常需要更密切的监测和随访。

　　医学证据显示,长期吸烟不仅能促进肺癌的发生,还会引起全身多系统脏器的损害,包括呼吸系统(如慢性阻塞性肺疾病、支气管哮喘、呼吸系统感染、肺栓塞等）、心血管系统（如动脉粥样硬化、冠心病等）、内分泌系统（如糖尿病），还可导致其他多部位的恶性肿瘤。及时戒烟能够降低肺结节的发生风险，同时减少其他多种疾病的发生。戒烟越早，吸烟引起的癌变细胞越有可能得到修复，肺癌风险也随之降低，且保持戒烟的时间越长，发病风险就越低。

然而，对于一些吸烟人群，尤其是烟龄较长的人，戒烟引起的戒断反应常常使他们感到痛苦。戒断反应是由于对尼古丁和焦油依赖所导致神经体液内分泌失调的一种综合征，临床表现包括焦虑、眠浅、胸闷、心悸等，出现的时间因烟龄和个体差异而异。世界针灸学会联合会指出，中医特色疗法，如毫针针刺、耳穴贴压及穴位贴敷等，均可用于戒烟，其中毫针针刺被强烈推荐为有效缓解戒断症状的方案，且具有较高的安全性和普适性。因此，对于戒烟困难的人群，选择中医药干预以辅助戒烟，改善戒烟过程中产生的不良情绪和身体反应是一个可行的选择。

值得注意的是，目前没有医学证据支持电子烟可以帮助戒烟或降低肺癌发生风险，且电子烟可能对使用者造成更严重的身心伤害，因此通过电子烟进行戒烟不可取。

2 为什么有些人从未吸烟但是却患有肺结节？

尽管吸烟是肺结节和肺癌发生的已知危险因素，但仍有部分肺结节人群，尤其是女性，可能因为长时间暴露于二手烟或三手烟环境而罹患肺结节。

二手烟是由卷烟或其他烟草产品燃烧时释放出的烟雾，以及吸烟者呼出的烟雾所形成的混合物。二手烟中同样含有大量有害物质和致癌物，非吸烟者暴露于二手烟时，其多系统损害的发病风险也会显著增加。根据医学统计，在中国，暴露于二手烟的非吸烟者患肺癌的风险是未暴露者的 1.52 倍，其中家庭和工作环境中的二手烟暴露分别使非吸烟者的肺癌风险增加 48% 和 38%，且风险的增加与暴露程度成正比。

三手烟是指二手烟中释放的化合物（如尼古丁、亚硝酸、甲酚、苯等）附着在环境物品（如家具和衣物）表面，经过一系列反应后在环境中释放的有害物质。三手烟普遍存在于家庭等密闭场所，易通过呼吸道和皮肤等途径被吸入。由于婴幼儿在地面爬行、皮肤屏障较薄及呼吸频率较快等特点，他们成为三手烟暴露的高危人群。研究表明，长期接触三手烟可导致肺纤维化，然而，目前尚无有效的彻底清除三手烟的方法，戒烟是解决三手烟问题的最佳途径。通风、空气净化器和熏醋等措施也无法有效消除三手烟，而更换被烟雾污染的室内物品和建筑材料则是较为有效的解决方法。

此外，生活和工作中还存在诸多可能引起肺结节的因素，例如职业环境暴露、室内固态燃料（主要用于烹饪和取暖）及户外空气污染等。有研究显示，肺结节的发生与遗传因素及情绪状态也密切相关。因此，即使不吸烟，但如果长时间暴露于高风险环境中，仍应提高警惕，建议保持心情舒畅，定期进行随访检查，以实现早发现、早诊断和早治疗。

3 影响肺结节的环境因素有哪些？

研究显示，长期暴露于多种环境因素，如石棉、铍、铀、氡、二氧化硅、镉、砷、铬、柴油烟雾、镍、煤烟及煤烟尘，是导致肺结节发生甚至发展为肺癌的重要高危因素。此外，甲醛作为一种公认的致癌物，其环境暴露来源非常广泛，包括机动车尾气及天然气、石油、煤炭、木材、垃圾的燃烧等。由于甲醛用途广泛，生活中潜在的甲醛来源包括桌面、台面和墙板的装饰层压板，电器、餐具等家具中的模塑化合物，以及橡胶、照相胶卷、皮革、染料和化妆品等产品。同时，使用燃气取暖器和吸烟也会显著增加室内甲醛含量。人体可以通过鼻腔、口腔、咽喉、气管、支气管、肺、食管及皮肤与甲醛气体直接接触，而接触甲醛是引发肺癌的常见因素之一。

与此同时，厨房油烟的危害往往被忽视，尤其是高温烹饪所产生的油烟对健康的影响。在烹饪过程中，油脂在高温下汽化后与食物混合，形成可吸入的颗粒物（如 PM2.5）。此外，烹饪过程中产生的烟雾中含有大量的苯并芘、亚硝酸胺等致癌物质，这些物质可通过呼吸进入人体，是诱发肺结节的重要原因之一。

④ 肺结节的发生与年龄有联系吗？

肺结节的发生与年龄确实存在关联，老年人发生肺结节的概率更高。随着年龄的增长，肺部结构变化、慢性疾病（如慢性阻塞性肺疾病、肺气肿等）的累积都会增加肺结节的形成风险。同时，年长者的肺结节转变为恶性肿瘤的风险较高，尤其是在吸烟者或有家族病史的人群中，年龄是一个重要的风险因素。此外，老年人更容易患有各种慢性疾病，这些疾病可能导致肺部炎症或纤维化，进一步促进肺结节的形成。因此，年龄大于50岁的高危人群建议定期进行低剂量螺旋CT筛查，以便早期发现肺结节及其他潜在的肺部问题。

5 肺结节的形成与免疫力低下有关吗？

肺结节的形成与免疫力低下存在一定关联。免疫系统是人体防御外界病原体和内部异常细胞的重要机制。当免疫功能正常时，体内的免疫细胞可以及时识别和清除异常增生的细胞，阻止结节的形成和发展。免疫力低下时，免疫系统对病原体（如病毒、细菌、真菌等）和异常细胞的识别和清除能力减弱，容易导致感染和炎症。这些感染和炎症可能引发肺组织的异常反应，导致结节的形成。此外，免疫力低下的人群（如老年人、慢性病患者、接受免疫抑制治疗者等）更容易出现慢性肺部感染或其他肺部疾病。

因此，免疫力低下与肺结节的形成存在一定关系，增强免疫功能可以在一定程度上预防肺部疾病和结节的发生。

6 肺结节形成与遗传有关系吗？

肺结节尤其是恶性肺结节（即肺癌）的形成存在一定的遗传倾向。与没有肺癌家族史的人相比，有家族史的个体在接触致癌物后患肺癌的风险更高。此外，由于肺结节的病因与不良生活方式密切相关，家族中有吸烟史或其他导致肺部疾病的环境因素、长期保持不健康的饮食、作息等习惯可能导致家族中出现疾病的聚集现象。

然而，家族中有肺癌病例并不意味着其他成员必然会患病。肺癌的发生受多种因素影响，良好的生活方式是预防的关键。戒烟、避免二手烟、避免接触致癌物、增强体质、提高免疫力并定期进行肺癌筛查，都是有效的防护措施。遗传因素在肺结节的形成中起到一定作用，特别是在有肺癌家族史的个体中，但无须过度焦虑，建议进行定期检查，以便早期发现和管理肺结节。

7 经常感冒和肺结节有关系吗？

感冒通常是由病毒、细菌引起的上呼吸道感染，虽然感冒本身不会直接导致肺结节的形成，但如果频繁感冒并引发了更严重的下呼吸道感染（如支气管炎、肺炎等），这些炎症反应可能会对肺部组织造成影响，导致炎性结节的形成。此外，反复的呼吸道感染可能会削弱肺部健康，增加慢性肺部疾病的风险，从而间接增加肺结节的发生可能性。

因此，经常感冒不会直接引起肺结节，但反复的感染和由此引发的炎症可能在一定程度上增加肺结节的风险。保持良好的免疫力和及时治疗呼吸道感染有助于降低这种风险。

8 肺结节会传染吗？

肺结节本身不会传染。肺结节是一种局部的肺部异常，通常表现为肺组织中的小结节状影像，它可能由多种原因引起，包括良性或恶性肿瘤、炎症、感染、肉芽肿等，但这些结节本身并不具有传染性。

需要注意的是，如果引起肺结节的原因是某些传染性疾病，比如结核病或某些类型的感染性肺炎，患者可能具有传染性，但这与肺结节本身无关。具体地讲，肺结节是否具有传染性，需要根据引起肺结节的基础病因进行判断。因此，如果肺结节是由感染引起，应该及时治疗，并按照医嘱做好预防措施。

9 肺结节是吃出来的吗？

饮食并非肺结节形成的直接原因。肺结节的形成通常与吸烟、空气污染、职业暴露（如石棉或煤矿尘）、感染（如肺结核或真菌感染）、肺部慢性炎症，以及某些遗传和免疫因素相关。

虽然饮食并不是肺结节的主要致病因素，但不健康的饮食习惯可能会间接影响整体健康和免疫功能，从而影响肺部健康。长期的慢性炎症与肺结节的发生密切相关，膳食炎症指数较高的食物，如高蛋白、高脂肪食物，会加剧体内的炎症反应，促进肺结节的形成，而抗氧化剂丰富的健康饮食则有助于增强免疫力，减少身体的慢性炎症。

从中医学角度来看，肺结节的形成可能与脾肺功能失调和湿热积聚有关。过多食用肥甘厚腻最容易损伤脾脏，导致脾失运化，湿气聚集形成痰，痰浊上乘于肺，最终引发肺脏气机阻滞，久而久之形成结节。因此，嗜食油腻、肥甘和辛辣等不当饮食习惯，会使脾失健运、肺失清肃，内外受损，湿热内聚，最终可能导致肺结节的形成。

因此，虽然肺结节并非由饮食直接导致，但维持健康的饮食习惯对于整体肺部健康和预防慢性疾病具有重要意义。

⑩ 熬夜会导致肺结节吗？

熬夜不会直接导致肺结节的形成，但长期熬夜可能会削弱免疫系统功能，间接增加患肺部疾病的风险。长期熬夜会扰乱人体的正常生物节律，导致免疫功能下降，使身体更容易受到感染和炎症的影响。而这些感染和慢性炎症反应，特别是肺部的炎症，可能增加肺结节的形成机会。

此外，熬夜还可能导致身体其他健康问题，如慢性疲劳、内分泌失调等，进一步削弱身体抵御疾病的能力。因此，虽然熬夜本身不会直接导致肺结节，但保持良好的作息规律、增强免疫力对于预防肺部疾病和维持整体健康至关重要。

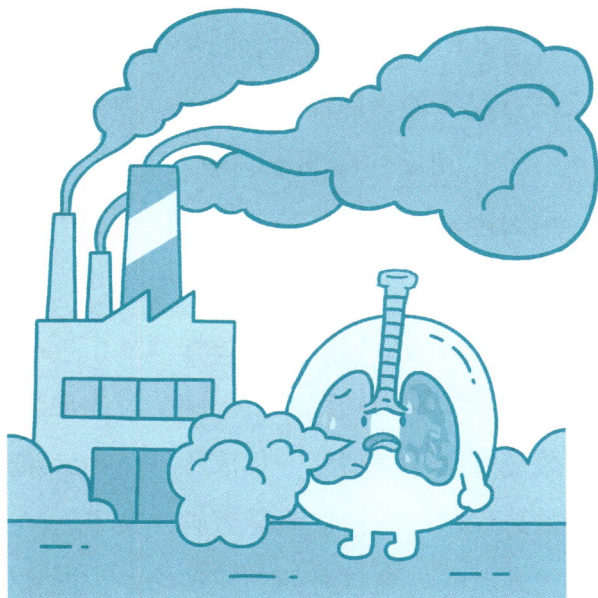

11 情绪会影响肺结节的发生、发展吗？

　　肺结节的发生与现代人快节奏的生活、工作压力和情绪等因素密切相关。长期的心理压力或情绪波动可能导致免疫功能下降，增加炎症反应，从而可能对肺部健康产生负面影响。

　　当患者在体检中发现肺结节时，往往会对结节的良恶性产生担忧。研究表明，在肺结节人群中，抑郁和焦虑的表现分别占 61.15% 和 61.92%。适度的紧张和担心能够促进患者及时就医，从而有助于控制病情。然而，若患者长期存在压抑、抑郁或焦虑等负面情绪，这对疾病的诊治会产生相反的影响。心理 - 神经 - 免疫学的研究发现，情绪因素能够抑制免疫系统的抗肿瘤机制，可能引起包括肺结节在内的异常组织增生。

　　中医学同样认为，情志不畅会导致气机郁滞，进而引起痰凝血瘀聚于肺络则成结节。肺结节的出现又会加重患者"恐癌"等焦虑情绪，形成压抑、抑郁或焦虑等负面情绪的恶性循环，这成为导致肺结节发展的一个重要因素。因此，保持情志舒畅对于疾病的控制和治疗至关重要。"七情之病也，看花解闷，听曲消愁，有胜于服药者矣"，在日常生活中，肺结节人群可以通过听音乐、适量运动等方式转移注意力，舒畅情志，以维持愉悦的情绪。

12 中医学认为肺结节与哪些病因有关?

中医学认为，肺结节的发生应当从外因、内因及肺的生理特性等方面论述。近年来，中医学者对肺结节的病机进行了阐释，多认为肺结节的病机为肺气亏虚、肺失肃降、治节功能失司，津液代谢失常，痰瘀互结。

外邪侵袭，尤其是风、寒、湿、燥、火等外邪，可直接或间接损害肺气，使肺的宣发肃降功能失常，导致津液代谢紊乱，痰湿积聚，形成肺结节。内因主要包括饮食劳倦、年老体衰，累及脾肾，先天之精不足，后天之精乏源，气血生化不足，肺失所养，肺气不足；情志内伤，肝失疏泄，反侮肺脏，肺气不足，功能失调，人体气机升降失司。痰湿和瘀血是形成结节的关键病理因素。肺结节也可能始自气郁，气机升降失常，痰浊阻于肺络，气痰阻络日久而成结节，津液输布失司，郁而成痰；百脉不利，瘀血乃生，痰瘀化生结节恶变风险增高。

"天人相应"，"形神一体"，日常的生活习惯和作息对肺结节的病情也有显著影响。因此，保持良好的生活习惯、健康的作息、放松的精神状态及适度的运动，尤其是戒烟、低油饮食及避免高温油烟的吸入，都是有效预防肺结节发生的重要措施。

13 体质和肺结节有关联吗？

中医体质学说是在中医理论指导下研究人类各种体质特征、体质类型的生理、病理特点，从而指导疾病预防和治疗的一门学说。中医体质学认为，体质与肺结节的发生、发展有密切关联。根据中医理论，不同体质类型的人群对肺结节的易感性和病程进展有显著差异。研究表明，肺结节人群最常见的体质类型是气虚质，其次是气郁质、湿热质、痰湿质、阴虚质、阳虚质、特禀质和血瘀质，而平和质人群较为罕见。不同体质类型在结节的直径和发展方面也有差异，气郁质患者常见较小的结节（≤4mm），而血瘀质患者则常见较大的结节（＞8mm）

常见体质类型与肺结节的关联如下。

气虚质：这是肺结节人群中最常见的体质类型。气虚质的主要病机是正气不足，导致外邪容易侵袭肺脏。肺气亏虚使得肺的宣发肃降功能减弱，津液代谢失调，痰湿滞留肺部，形成结节。气虚质患者常合并乏力、自汗等症状。

阳虚质：阳气是人体生命之本，主气化、温煦，并推动水液、血液运行以维持基础生命活动。阳气不足可使阴邪在肺部凝结停滞；阳气虚损，水液运行失常化为痰湿，气行血行，气虚则血瘀，痰饮瘀阻胶结停滞，发为肺结节。磨玻璃结节密度较浅，类似水湿、瘀血聚成的雾状病灶，磨玻璃结节的形成与阳虚体质关联更为密切。

气郁质：气郁质人群情志不畅，气机郁滞，气机升降失常，津液运行不畅，形成痰湿、瘀血。常合并焦虑、抑郁等情绪问题，且易并发甲状腺结节、乳腺结节。

痰湿质：痰湿质患者由于素体脾虚、饮食不节、气机郁滞等因素，导致津液运行不畅，痰湿内生，肺失宣降，痰湿阻滞肺络，导致肺部结节。

湿热质：湿热质人群痰湿内生，郁而化热，痰热壅滞形成结节。湿热质患者多见胖舌、齿痕舌、黄腻苔。

阴虚质：肺阴不足，导致津液不能上承，患者常表现为干咳、咽干。

血瘀质：患者多因长期气滞、寒凝或痰湿阻滞，导致气血运行不畅，瘀血内停，凝聚于肺络而形成结节。

肺结节的形成和发展是一个长期过程，患者的体质可能随着病情进展而发生变化。初期多为气虚质或阳虚质，随着正气亏虚加重，可能转化为气郁质、痰湿质、湿热质、瘀血质等。病理产物如气滞、水湿、痰浊、湿热、瘀血等停留于肺部络脉，使肺结节的状态发生变化。体质状态影响着疾病的易感性和病程进展，通过"辨体 - 论治"的思维方式，调节偏颇体质，使机体达到"阴平阳秘"，有助于预防肺结节的形成，防止其恶化，控制结节的数量和大小增长，这为肺结节的临床管理和中医药早期干预提供了有效的参考依据。

建议寻求专业医生的指导，根据个人体质特点进行针对性的调理。通过中医的辨证施治，结合专业医生的建议，科学调理气血、平衡阴阳，不仅可以提升整体免疫功能，亦能有效调节肺部环境，助力结节的预防与治疗。

第二章

肺结节的诊断

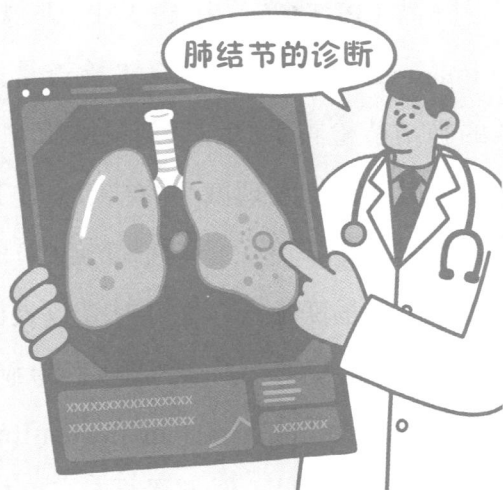

肺结节的诊断

检查方法

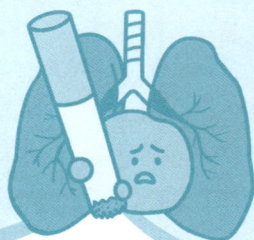

1 肺结节的主要检查方法是什么？

　　肺结节的常见诊断方法包括影像学、病理学和实验室检查。影像学技术主要涵盖 CT 扫描、正电子发射计算机断层扫描（PET-CT）和磁共振成像（magnetic resonance imaging，MRI）。胸部 CT 检查是目前最常用和最有效的肺结节检查手段。低剂量螺旋 CT 能够清晰显示肺部的细微结构，发现微小的结节，尤其是磨玻璃结节（GGN）等早期病变。低剂量螺旋 CT 的辐射量相对较低，适合用于早期筛查，尤其是高危人群（如长期吸烟者或有家族病史者）。美国国家肺癌筛查试验（national lung screening trials in the United States，NLST）的研究结果表明，低剂量螺旋 CT 相比传统的胸部 X 射线，能够更早、更准确地发现肺结节，并使肺癌相关的死亡率降低 20%。

　　病理诊断则常通过经皮穿刺和支气管镜下的肺活检来获取组织样本进行分析。此外，实验室检查如肿瘤标志物检测、针对肿瘤特异性抗原产生的 7 种自身抗体也在诊断中起到辅助作用。

　　近年来，随着人工智能技术的快速发展，它在肺结节的初步筛查中发挥了越来越重要的作用，逐渐成为临床诊断的重要工具。人工智能不仅能自动检测胸部 CT 图像中的肺结节，还能分析结节特征（如大小、形状和边缘），并结合患者的临床信息（如年龄、吸烟史等）进行恶性风险评估。这种技术有助于减少漏诊和误诊的发生，为医生的决策提供可靠的支持。

2 普通 X 射线检查与胸部 CT 检查有何不同？

　　普通 X 射线检查（胸片）与胸部 CT 检查在原理、检查效果和应用上有显著差异。以下是两者的对比，以及对肺结节人群更好的选择。

（1）成像原理

普通 X 射线检查（胸片）: 普通 X 射线（胸片）成

像利用 X 射线的穿透性和人体组织对 X 射线的吸收差异。当 X 射线穿透人体时，密度较大的组织（如骨骼）会吸收更多的 X 射线，密度较小的组织（如肺部中的空气）会吸收较少的 X 射线。X 射线在穿过人体不同组织时产生的吸收差异，最终在胶片或数字探测器上形成黑白对比的二维影像。影像的明暗程度取决于 X 射线到达检测器的强度，显示出肺脏、心脏、骨骼等胸腔结构。普通 X 射线只能显示二维的投影图像，不同结构的重叠可能导致影像模糊，难以区分小的病变或细节。

胸部 CT 检查：胸部 CT 检查利用 X 射线束绕身体特定层面进行 360° 多角度旋转扫描，获取人体的多个断面图像。CT 成像通过计算机处理多个角度的数据，重建成高分辨率的横断面图像，提供了人体内部结构的详细三维图像。CT 不仅利用了 X 射线的穿透性，还通过对不同角度的 X 射线吸收数据进行数学处理，从而避免了普通 X 射线的重叠问题。CT 能够生成精确的横断面和三维图像，清晰显示肺部结节、血管、气管等细节，适合检测微小病变和复杂解剖结构。

（2）分辨率

普通 X 射线检查：虽然简单易行，价格较低，但分辨率较低，尤其对于肺部微小结节（如磨玻璃结节）的检出效果不佳。由于胸片是二维图像，不同的结构会重叠，导致较小的病变容易被忽略。对小结节和早期病变的敏感性不高，容易漏诊。X 射线胸片不适合用作肺癌的早期筛查工具，尤其在肺结节的发现上效果有限。

胸部 CT 检查：CT 分辨率高，能够清晰显示肺部的细微结构，尤其是磨玻璃结节和小于 1cm 的结节，CT 扫描可以准确定位和评估结节的大小、形态、边缘等特征，并帮助医生初步判断良恶性。CT 特别是低剂量螺旋 CT，在肺结节检测方面表现更好，能够发现早期、微小的肺部病变，是目前检测肺结节的最佳工具，尤其对于高危人群（如吸烟者或有家族史者）。

对于肺结节人群来说，胸部 CT 检查，尤其是低剂量螺旋 CT 检查，明显优于普通 X 射线检查。低剂量螺旋 CT 的辐射量显著降低，是目前肺结节诊断和随访的主要方式。CT 的高分辨率和详细的三维成像使其能够更早、更准确地发现肺结节，提供更加精确的诊断信息。普通 X 射线检查虽然简单便宜，但对早期肺结节的检出效果有限，不推荐用于肺结节的详细诊断和随访。

3 胸部磁共振成像对比胸部 CT 检查有何不同？

胸部磁共振成像（magnetic resonance imaging，MRI）和胸部 CT 在成像原理、检查效果、适应证和对肺结节人群的适用性上有显著不同。以下是详细对比及对肺结节人群的推荐。

（1）成像原理方面

CT 扫描的原理是利用 X 射线和计算机技术生成身体内部的横断面图像，通过旋转 X 射线源和探测器来获取多角度图像，然后利用计算机处理这些图像生成详细的横断面图像。其优点是 CT 扫描能清晰地显示肺部的细节，包括结节的大小、形态和位置。由于其对肺部空气（气体）的成像效果极佳，因此 CT 是评估肺结节的首选工具。

MRI 则是利用强磁场和射频脉冲生成身体内部的图像，通过检测氢原子在磁场中的响应来创建图像，其优点是对软组织的对比度很高，适合评估软组织病变，但对肺部的气体成像不如 CT 清晰。

（2）成像效果

CT 能清晰地显示肺结节的边界和内部结构，有助于评估结节的特征，如是否有钙化、边缘是否规则等。此外，CT还能显示肺结节与周围组织的关系，评估是否有局部淋巴结肿大或其他相关病变。CT扫描能够提供肺结节的详细信息，帮助医生制定治疗方案，通常用于肺结节的初步诊断、分期和随访，提供肺结节的详细信息，帮助医生制定治疗方案。

MRI在显示软组织、血管、神经系统等方面效果更好，适合评估纵隔、心脏和肺外结构。对肺部的成像较有限，因为肺部含有大量的空气，MRI无法有效显示气体的细节，因此更适用于评估胸部的软组织结构，主要用于评估肺结节的软组织成分或对邻近结构的影响，例如在怀疑结节已侵袭胸膜或周围组织时，MRI可能提供额外的信息。

（3）辐射与安全性

由于CT使用X射线，因此会有辐射风险，尽管现代CT技术已尽量减少了辐射剂量，但长期或频繁地CT检查仍需谨慎。

MRI不使用X射线，因此对患者没有辐射风险。对于需要多次检查或辐射敏感的患者（如孕妇或儿童），MRI更为安全。

（4）检查时间与患者体验

CT 检查时间短，通常几分钟内即可完成，适合急诊或需要快速诊断的患者。

MRI 检查时间较长，通常需要 30 分钟至 1 小时，并且患者需要保持静止。MRI 扫描时机器噪音较大，可能影响患者的舒适度。

（5）对比剂的使用

CT 有时需要使用碘对比剂来增强血管和病变的显影，尤其对肺结节性质的判断有帮助。但碘对比剂可能给肾功能不全的患者带来一定风险。

MRI 的对比剂通常是钆基对比剂，在大多数患者中相对安全，具有良好的耐受性。然而，对于存在严重肾功能不全的患者，使用钆基对比剂可能引发一种罕见的副作用——系统性肾源性纤维化。

整体而言，CT 扫描是评估肺结节的标准检查方法及首选工具，因为它能清晰地显示肺结节的细节，特别适用于初步发现结节后的进一步检查，帮助识别结节的性质，确定是否需要进一步的活检或治疗。MRI 在肺结节的常规检查中不如 CT 有效，通常不作为肺结节的常规检查手段，但在特定情况下可用于补充 CT 检查后的评估，如在需要详细了解结节对周围组织的影响时，或者在结节的性质尚不明确时。

4　高分辨率 CT 和低剂量螺旋 CT 应该怎么选？

高分辨率 CT（HRCT）和低剂量螺旋 CT（LDCT）是两种用于肺部影像学检查的 CT 技术，它们在适用范围、辐射剂量及检测目标上有所不同。选择哪种 CT 检查方式，主要取决于患者的具体情况和检查目的。

LDCT 因其辐射剂量低、对人体损伤小等优点，在全球发布的肺癌筛查指南或共识中均被推荐作为肺结节筛查的首选手段。LDCT 的辐射剂量比常规 CT 和 HRCT 要低得多，通常仅为标准 CT 剂量的六分之一到四分之一，特别适合需要定期随访的人群。然而，LDCT 在降低辐射剂量的同时，图像清晰度也有所下降。当病灶较小，尤其是直径小于 5mm 时，LDCT 可能无法清晰呈现病灶特征，影响临床判断，此时需要通过 HRCT 进行进一步分析。

HRCT 的出现显著提高了肺结节的诊断准确率，已成为早期肺癌发现的重要技术。当肺结节直径小于

5mm 时，HRCT 的切面更有可能穿过结节中心，呈现出结节的最大面积，从而提供更准确的结节大小信息。因此，在需要显示肺组织细微结构时，如评估肺内小结节或混合磨玻璃结节内实性成分变化，HRCT 可展现出更高的清晰度、准确性和敏感性。

因此，对于肺结节的早期发现和随访，LDCT 是首选。而对于怀疑肺部结构性疾病或需要进一步明确病变的细节时，HRCT 更适合。

5 CT 值越高代表结节越危险吗？

CT 值（又称为 Hounsfield 单位，HU 值）是 CT 扫描中用来衡量不同组织对 X 射线吸收程度的指标。CT 值越高，表示该区域对 X 射线的吸收率越大，CT 值是指某个区域相对于水的密度值，水的 CT 值为 0HU，空气的 CT 值为 –1 000HU，脂肪的 CT 值大约为 –100HU。正常情况下，纯磨玻璃肺结节的平均 CT 值通常为 –800 ~ –300HU，混合磨玻璃肺结节的平均 CT 值通常高于 –300HU，实性肺结节的平均 CT 值通常为 30 ~ 80HU，如果大于正常参考值可能是由于结节内的细胞增殖、血管增生或钙化等因素引起结节的密度发生了变化，通常需要警惕恶性结节的可能性。

一般来说，CT 值越高的结节，通常提示其可能含有更多的实性成分，因此 CT 值增高可能提示更高的恶性风险，但这并不总是绝对的，仅依赖 CT 值来判断结节的危险性也是不够的，需要结合结节的大小、形状、边缘特征、生长速度及患者的临床信息进行综合评估。例如，具备不规则边缘的结节，即使 CT 值不是特别高，仍可能具有较高的恶性风险。此外，一些良性病变（如血管瘤、感染性结节）也可能表现出较高的 CT 值。因此，不能仅凭 CT 值来判断结节的良恶性。

6 拿到 CT 报告后，我们该关注哪些要点？

（1）影像学评估

影像学评估可以从两个方面入手：外观评估（"以貌取人"）、内涵评估（"注重内涵"）。

1）外观评估

结节大小：肺结节的恶性概率会随直径的增大而增

加。直径≤5mm的结节恶性概率不到1%，5～10mm的结节恶性概率为6%～28%，而直径≥20mm的结节恶性概率高达64%～82%。这一趋势适用于不同密度的肺结节。

结节形态：良性肺结节多呈圆形或类圆形。恶性肺结节更容易出现不规则形态，增加恶性风险。

结节边缘：恶性肺结节的边缘常出现分叶征、毛刺征（棘状突起）、胸膜凹陷征和血管集束征。良性结节通常无分叶，边缘可伴有尖角或纤维条索等。若周围出现纤维条索或胸膜增厚，多提示结节为良性。

结节-肺界面：恶性肺结节的边缘通常较清晰但不光滑，且有毛刺；炎性结节的边缘多模糊，而良性非炎性结节边缘多清晰整齐。

2）内涵评估

密度：密度均匀的磨玻璃结节，尤其是小于5mm的结节，多提示良性或不典型腺瘤样增生。密度不均匀且实性成分超过50%的混合磨玻璃结节，提示一定的恶性可能，可能为不典型腺瘤样增生、微浸润性腺癌（MIA）或浸润性腺癌。CT值高的结节恶性概率较高，CT值低的结节恶性概率较低，但需要结合其他特征判断。

结构：支气管截断伴有管壁增厚或管腔不规则，提示恶性可能较大。通过 CT 增强扫描，分析结节与血管的关系，若出现血管征，提示恶性可能。

（2）动态随访评估

良性结节变化的特征：病灶外部特征短期内发生明显变化，边缘变光整或模糊。密度均匀或密度变淡，结节缩小或消失。实性结节病灶在 2 年内保持稳定。

恶性结节变化的特征：结节直径增大，且符合肿瘤的倍增生长规律（实性结节的倍增周期为 20 ~ 400 天，亚实性结节的倍增周期可能长达 400 ~ 800 天或更久）。结节稳定或增大，并伴随实性成分增加。病灶缩小但出现实性成分增加，或新出现血管生成，符合恶性特征。出现分叶征、毛刺征（棘状突起）、胸膜凹陷征。

对于肺结节的影像学评估，既要关注结节的外观（大小、形态、边缘等），也要通过 CT 值和结构特征对其内涵进行评估。随访过程中，如果结节出现动态变化，如直径增大、实性成分增加等，需警惕其恶变风险。

⑦ 什么部位的肺结节最危险？

有证据表明，肺结节所处的肺叶可能与其恶性风险相关。研究发现，恶性结节在肺上叶或右肺比在其他部位更常见，特别是右上肺。但由于我国肺结核发病率较高，而肺结核也好发于肺上叶尖后段，这就造成仅依据肺结节位置进行良恶性的判定是不严谨的。

8 肺磨玻璃结节一定风险更高吗？

肺磨玻璃结节并不一定代表高风险。判断肺结节是否需要进一步干预或密切监测，需结合结节的性质、大小、形态及患者的临床信息等多方面因素综合评估。

肺磨玻璃结节可分为纯磨玻璃结节和部分实性结节。部分实性结节的恶性风险相较于纯磨玻璃结节较高，特别是当实性成分超过 5mm 时，恶性风险显著增加，需密切监测。

在结节的大小方面，小于 5mm 的纯磨玻璃结节恶性风险较低，通常建议随访观察。对于 5～10mm 的结节，需定期复查，密切观察其变化情况。大于 10mm 的结节，尤其伴有实性成分时，恶性可能性较高，建议行进一步检查或干预。

结节的形态和边缘也具有参考意义。边缘不光滑，出现分叶征、毛刺征（棘状突起）、胸膜凹陷征和血管集束征的结节提示恶性风险较高，而边缘光滑的结节通常提示良性可能性较大。

结节的生长速度也至关重要。如果随访中结节无明显变化，则风险相对较低。而如果结节增长或实性成分增加，则提示恶性风险升高，通常需要进行多学科会诊评估风险，医生与患者共同决策，制定下一步诊疗方案。

此外，患者的临床信息也是评估风险的重要因素。年龄较大、吸烟史、肺癌家族史，或伴有肺气肿、慢性阻塞性肺疾病等肺部疾病的患者，肺磨玻璃结节的恶性风险相对更高。每一个肺结节都具有不同程度的恶性风险，这与许多因素有关，需要由临床医生根据具体情况具体分析。因此，当发现肺结节时，应当请专业人员进行判断，而不应仅仅根据肺结节的性质盲目判断其良恶性。

9 肺结节实性直径比值与危险程度有关吗？

肺结节的实性直径比值指的是结节中实性成分的直径与结节总直径的比值。这个比值反映了结节中实性成分的相对比例，通常用来评估结节的恶性潜力。

实性成分占比越大，恶性风险越高。研究表明，肺磨玻璃结节中实性成分的比例是评估恶性风险的关键因素。当实性成分占结节的比例越大，特别是在超过 50% 时，恶性概率显著增加。

实性直径比值结合 CT 值可以更好地评估结节的良恶性。CT 值越高，提示结节实性成分越多，恶性概率更大。因此，实性直径比值和 CT 值通常是判断结节风险的重要参数。

如果随访中发现结节的实性成分逐渐增加，即实性直径比值增大，可能提示结节正向恶性发展，需要更密切的监控或进一步的诊断性检查。

⑩ 哪种形态的肺结节比较危险？

大多数恶性肺结节的形态为圆形或类圆形，但与恶性实性结节相比，恶性亚实性结节出现不规则形态的比例较高。其次，若肺结节出现分叶征、毛刺征（棘状突起）、胸膜凹陷征及血管集束征，常提示恶性的可能，而良性肺结节多数无分叶，边缘可有尖角或纤维条索等。此外，恶性肺结节边缘多清楚但不光整，结节 - 肺界面毛糙甚至有毛刺，炎性肺结节边缘多模糊，而良性非炎性肺结节边缘多清楚整齐甚至光整，具体良性结节与恶性结节的特征鉴别见表 2-1。

尽管出现分叶征、毛刺征（棘状突起）、胸膜凹陷征和血管集束征是恶性病变的特点，但部分以肺结节为影像学表现的早期肺癌并不具备这些特点，故同时需要内部特征协助鉴别诊断。

表 2-1　良性和恶性肺结节外观及内部特征对比

结节类型	形态	边缘	内部	邻近结构	血供（强化程度）	交界面
良性结节	圆形、类圆形、三角形	光滑、平整、长毛刺	脂肪密度、钙化、低密度液化	周围血管分布走行正常/绕行	无或轻度强化，活动性炎性结节/血管性病变可呈明显强化，强化峰值多在动脉期	清楚、整齐、光滑
恶性结节	圆形、类圆形或不规则	分叶征、短毛刺、胸膜牵拉、胸膜凹陷、胸膜尾征、胸膜附着	血管征（僵硬/扭曲/扩张）、囊腔征、空泡征	胸膜凹陷、血管集束征	中度以上均匀/不均匀强化，强化峰值多在延迟期	清楚且毛糙

11 多发性肺结节是不是比单个肺结节更麻烦?

在疾病诊断中,单发肺结节的病因主要包括良性结节(如错构瘤、炎性假瘤)和原发性恶性肿瘤。而多发性肺结节的病因更加复杂多样,既可能是良性病变,也可能是恶性病变,良性原因包括结核等炎性病变、类风湿关节炎等风湿性疾病及真菌感染等,恶性原因包括转移性肺癌和原发性多灶性肺癌等。

在鉴别诊断上,单发结节通常提示局部病变,鉴别诊断的范围较窄。而多发性肺结节往往与全身性疾病相关,需考虑系统性疾病的可能,因此病因鉴别更加复杂。临床上通常需要更全面的评估和更详细的检查以明确病因。

就恶性风险而言,多发性肺结节不一定比单发结节更具危险性,但恶性可能性依然存在。评估时需要综合考虑结节的大小、形态、边缘特征及患者的年龄、吸烟史和肿瘤家族史等因素。

在随访管理上,由于多发性结节数量较多,随访过程中需要逐个评估每个结节的大小和形态变化,这增加了评估的复杂性和工作量。多发性结节的随访周期通常较长，可能根据结节的大小和性质安排 3 个月、6 个月或 1 年的定期随访，必要时进行长期观察。

因此，多发性肺结节在病因复杂性、诊断难度和随访管理等方面较单发肺结节更具挑战性，需进行更全面的临床评估，综合考虑患者的病史及影像学特点，并对结节进行长期动态观察。

12 查出肺结节就需要做肿瘤标志物检查吗？

肿瘤标志物是指肿瘤细胞产生或宿主对肿瘤的刺激反应产生的物质，能反映肿瘤的发生、发展，并监测某种治疗方法对肿瘤的治疗效果。在肺癌的早期筛查、辅助诊断、鉴别诊断和分期、治疗疗效监测、预后判断等多方面发挥重要价值。在日常的检查和体检中，抽血化验项目里通常会包含肿瘤标志物，包括癌胚抗原、甲胎蛋白和各种糖类抗原等。当体内存在肿瘤时，相应的肿瘤标志物水平会升高，某些情况下，即使体内没有肿瘤，肿瘤标志物的水平也可能升高，如某些感染、炎症、吸烟等。同样地，肿瘤患者的某个肿瘤标志物的水平也可能无异常。因此，当检查发现肿瘤标志物水平异常时还需综合其他情况解读。

肺结节人群是否需要检测肿瘤标志物，临床医生会综合影像学和临床信息等做出决定。一般而言，如果结节具有高风险特征（如直径大、边缘不规则等），检测肿瘤标志物可以帮助评估结节的恶性风险，但其并非最终诊断的依据。而对于低风险患者，可不需要肿瘤标志物的检测。

13 什么样的情况下肺结节需要做增强 CT？

（1）增强 CT 的定义

增强 CT（computed tomography with contrast）是一种医学影像学检查方法，通过在血管内注射对比剂后进行扫描，以提高病变组织与正常组织之间的密度差。其目的是显示在普通 CT 平扫中未被显示或显示不清楚的病变。增强 CT 能够帮助医生通过评估病变的增强程度和类型，从而实现对病变的定性。

（2）需要做增强 CT 的情况

增强 CT 通常在以下情况下考虑进行。

结节直径较大： 直径大于 8mm 的结节通常需要进行增强 CT，以便更准确地评估其恶性风险。

生长速率快： 如果结节在随访期间显示出明显的生长（通常定义为在一年内直径增加超过 2mm），增强 CT 可以帮助判断其性质。

结节特征异常： 当普通 CT 显示肺结节的边缘不清晰，出现分叶征、毛刺征或其他不典型形态时，增强 CT 可帮助详细分析结节的内部结构及其与周围组织的关系。

实性结节的评估： 对于部分实性结节，增强 CT 可以准确评估其增强程度，这种增强程度与恶性风险密切相关。一般而言，恶性结节通常具有较丰富的血供，表现为较明显的强化。

动态扫描： 对于恶性风险较高但暂无法确诊的结节，增强 CT 的动态扫描能够通过时间 - 密度曲线评估结节的强化模式，恶性结节通常表现为中度以上的均匀或不均匀强化。

手术前评估： 在决定对结节进行手术或微创介入治

疗前，增强 CT 可以帮助详细评估结节的大小、位置及其与周围血管和气管、支气管的关系，以制定更准确的治疗计划。

（3）注意事项

过敏反应： 某些患者可能对含碘的对比剂有过敏反应，因此在检查前应告知医生过敏史。

肾功能： 对比剂可能对肾功能造成影响，尤其是在已有肾功能不全的患者中。

14 肺结节需要做 PET-CT 吗？

（1）PET-CT 的定义

正电子发射计算机断层扫描（PET-CT）是一种能进行功能代谢显像的分子影像学检查技术，可精确地反映肿瘤的异常代谢、DNA 复制、蛋白质合成等情况，是区分良性和恶性肺结节的重要技术。它对于一些可疑恶性肺结节的进一步评估具有重要意义，但并不是所有肺结节人群都需要做 PET-CT。

PET-CT 可以检测肿瘤的代谢活性，主要通过使用一种放射性葡萄糖（FDG）示踪剂来判断结节是否有较高的代谢活动，通常恶性肿瘤的代谢活性较高，能较好地在 PET-CT 上显示。

FDG 摄取量（SUV 值）： 通过测量标准摄取量，PET-CT 可以评估肺结节的代谢活跃度。一般来说，SUV 值大于 2.5 提示结节有较高的恶性可能性。

（2）需要做 PET-CT 的情况

以下情况时，肺结节人群可能需要进行 PET-CT 检查。

结节大于 8mm 和形态可疑： PET-CT 对直径大于 8mm 的实性结节能定性诊断，而对磨玻璃结节及实性成分 ≤ 8mm 的肺结节的诊断有限。对于直径大于 8mm 的肺结节，特别是形态可疑，如出现分叶征、毛刺征（棘状突起）、胸膜凹陷征和血管集束征等的结节，PET-CT 可以帮助进一步判断恶性的可能性。

结节随访发现增长： 如果在随访过程中发现肺结节增长明显或发生了形态上的变化，PET-CT 可以帮助评估结节的代谢活跃性，以判断其是否为恶性。

进行手术或其他治疗前的评估： 对于已决定进行手术切除或其他治疗的患者，PET-CT 可以帮助评估是否有远处转移，优化治疗方案。

（3）PET-CT 的局限性

假阳性和假阴性：PET-CT 虽然能提供代谢信息，但并非所有恶性结节都会显示高代谢活性，部分炎性病变也可能表现为代谢活跃，导致假阳性。而某些低代谢的恶性肿瘤（如早期腺癌）则可能出现假阴性。

费用高：PET-CT 的费用较高，因此对于临床风险较低或已明确为良性病变的肺结节，不建议作为首选检查手段。

是否需要做 PET-CT 取决于肺结节的具体特征、大小及患者的风险因素。如果肺结节较大（＞8mm）、形态可疑或是高危人群，PET-CT 可以提供有价值的代谢信息，帮助进一步评估良恶性。但对于≤8mm 的实性结节、磨玻璃结节或典型良性结节，通常不建议进行 PET-CT，而是以常规 CT 随访为主。

15 PET-CT 无异常代谢就代表肺结节是良性的吗？

肺结节的 PET-CT 呈阴性通常表明结节的代谢活性较低，提示可能为良性病变。常见的情况包括良性结节、腺瘤、钙化结节及由细菌或真菌感染引起的肺部病变。然而，PET-CT 在诊断实性成分小于 8mm 的亚实性结节，特别是磨玻璃结节方面存在局限性。即使是表现为磨玻璃结节的浸润性腺癌，PET-CT 检查也可能呈阴性，故 PET-CT 通常不作为肺结节诊断和评估的首选方法。

当 PET-CT 结果呈阴性时，虽然提示为良性结节的可能性较大，但不能完全排除以磨玻璃结节为表现形式的腺癌，仍需结合其他影像学检查和临床资料进行全面评估，以确保准确诊断。

16 肺结节需要做支气管镜检查吗？

（1）什么是支气管镜检查

支气管镜检查是一种通过支气管镜（内镜）对气道进行直接可视化检查的方法。这种检查可以帮助医生观察气管、支气管及其分支的情况，并在必要时获取病变组织样本进行病理学分析，从而为诊断肺结节的性质提供更确凿的依据。

（2）什么时候需要做支气管镜检查

影像学检查结果不明确： 影像学检查（如 CT、PET-

CT）无法明确结节的性质，尤其是在高风险患者中。

结节特征异常：直径 ≥ 15mm 的纯磨玻璃结节、实性成分直径 ≥ 8mm 的部分实性结节和实性结节，符合恶性肺结节容积倍增时间，或影像学表现出典型恶性征象（如分叶征、毛刺征），结节位置需属于中央型或靠近支气管。

伴随症状：当患者伴有持续的咳嗽、咳血、胸痛或呼吸困难等症状。

（3）局限性

取样限制：支气管镜主要用于获取气道内病变组织的样本，对于位于肺部深处或周围组织的结节（尤其是小结节或边缘不规则的结节），可能无法有效取样。

诊断准确性：某些情况下取样可能不充分，导致假阴性结果，即未能检出实际存在的恶性病变。

患者耐受性：对某些患者，尤其是老年人或有严重基础疾病的患者，支气管镜检查可能引起不适或并发症，影响患者的耐受性和安全性。

无法评估全肺状态：支气管镜检查主要针对气道，无法全面评估整个肺部的情况，可能遗漏其他潜在病变或病理变化。

　　肺结节是否需要进行支气管镜检查，应该根据影像学表现、患者症状及病史等综合评估，必要时在专业医生的指导下进行该检查。

17 肺结节需要做穿刺活检吗？

　　经皮穿刺肺活检术是一种临床上常用的诊断技术，主要用于明确肺部结节或肿块的性质。在影像学的指导下，将一根细长的针穿过胸壁，直接进入肺部结节，获取组织样本进行病理检查。该方法是一种相对安全的诊断方法，但是否需要进行，需要结合患者的具体情况和影像学特征等进行综合评估。对于无法明确诊断或高度怀疑恶性的肺结节，活检可以提供确诊的信息并指导治疗，但由于肺结节体积较小，穿刺活检带来的风险常高于确诊获益，因此在肺结节的诊疗中，常选取手术活检的方式明确病理性质。

　　是否需要做穿刺活检，通常取决于以下几个方面。

　　（1）结节的大小、形态和位置：直径 ≥ 15mm 的纯磨玻璃结节、实性成分直径 ≥ 8mm 的部分实性结节或实性结节，且影像学特征提示恶性者，具有一定穿刺活检的必要性。对于较小或形态明确为良性的结节，通常建议定期随访观察。

（2）**患者的临床表现和病史：**若患者有长期吸烟史、肿瘤家族史、咳嗽、咯血或体重减轻等症状，提示恶性的可能性增加，活检的必要性更高。

（3）**患者的身体状况：**需考虑患者的年龄、体力状态、心肺功能及出血风险等，以判断是否能耐受穿刺活检。

18 肺结节穿刺活检的诊断准确率如何？阴性就可以排除肺癌吗？

肺结节穿刺活检的总体准确率通常在 80% ~ 95%，这取决于操作经验、结节的大小、位置及是否能准确定位等多重因素。其中，CT 引导下的穿刺活检相较其他方法更加准确，尤其适用于周围型肺结节。此外，穿刺活检在诊断恶性病变方面的敏感性和特异性较高，敏感性可达 85% ~ 90%，特异性则超过 90%。然而，对于一些良性病变的诊断准确性相对较低。

需要注意的是，穿刺活检的阴性结果并不能完全排除结节的恶性可能性。出现阴性结果时，仍需综合其他检查和临床信息，进一步评估病变的性质，以避免漏诊。出现阴性结果的情况可能为以下几种。

（1）样本不足

获取的组织样本量不足或质量不高，导致无法进行充分的病理检查。这在结节较小、位置较深或靠近肺门、心脏、血管等重要结构时更容易发生。

（2）穿刺位置不准确

由于肺结节的位置、大小或呼吸引起的移动，穿刺针可能没有刺中结节的中心，导致取样部位偏离病灶，影响结果的准确性。

（3）结节性质的异质性

某些恶性结节内部可能存在坏死、纤维化或钙化区域，如果穿刺针只获取到这些区域，病理检查可能呈现假阴性结果。

（4）特定类型的恶性肿瘤

一些恶性肿瘤，如低度恶性、缓慢生长的肿瘤或罕见的癌种，细胞学特征不典型，可能导致误判为良性。

19 什么是"难定性肺结节"？

"难定性肺结节"是指无法通过非手术活检明确诊断，且高度怀疑早期肺癌的肺结节。隐藏在肺结节中的早期肺癌因为体积较小很难在术前明确病理诊断，反复随访可能延误治疗；或因鉴别诊断水平有限又引起过度治疗，为解决这些问题，在肺结节分类中提出"难定性肺结节"的定义，并推荐采用多学科团队（multidisciplinary team，MDT）工作模式和医患共同决策。

20 如果经过检查肺结节无法确诊其性质的怎么办？

当肺结节经过初步检查无法确诊为恶性时，临床上会采取谨慎的策略来进行处理，其重点在于进一步评估、动态观察和合理选择介入性检查或治疗方法，以避免漏诊恶性病变或过度诊疗。

首先，需要根据患者的临床信息和影像学特征进行全面的恶性风险评估，包括患者的危险因素、结节的影像学特征和生长速度等。临床上常用的风险评估模型如梅奥（Mayo）模型和布洛克（Brock）模型等，可用于估算结节的恶性概率。对于低至中等风险的肺结节，特别是直径小于8mm、影像学表现不典型的结节，通常采用定期随访观察的方法。在随访过程中会重点观察结节的大小、密度和形态等变化，若发现结节增大、密度增高或出现其他恶性特征，需考虑进一步诊断或治疗。

进一步影像学检查，如PET-CT和增强CT，可以帮助评估结节的代谢活性和血供情况。如果影像学检查结果提示需进一步明确诊断，临床上可根据结节的位置选择穿刺活检或外科手术活检。对于无法明确诊断的疑难结节，建议进行多学科团队会诊，集合呼吸科、胸外科、影像科、病理科及肿瘤科等专家共同讨论，以制定个体化的诊断和处理方案。

21 什么样的情况下肺结节需要多学科团队会诊？

在临床实践中，肺结节的诊断和处理需要根据结节的特征、患者的临床背景及结节潜在的恶性风险来决定是否需要多学科团队会诊。多学科团队通常由呼吸科、胸外科、肿瘤科、放射科、病理科及其他相关科室的专家组成，能充分利用各学科专家的经验，为患者制定个体化的诊断和治疗计划，提高患者的诊疗效果。

当肺结节的特征复杂或怀疑为恶性、结节多发、高危人群或伴其他高危因素（如快速生长）、影像学与临床表现不一致、患者伴有其他严重慢性基础疾病，或全身情况复杂需要综合评估手术或非手术治疗方案时，通常需要多学科团队会诊。

22 如果检查确诊肺结节是恶性的怎么办？

一旦肺结节确诊为恶性，需及时进行处理。治疗策略会根据肿瘤的类型、分期、患者的身体状况、其他慢性基础疾病及患者的意愿进行个性化定制。恶性肺结节通常提示肺癌或其他转移性肿瘤，主要的治疗方式包括手术治疗、放射治疗（放疗）、化学治疗（化疗）、靶向治疗、免疫治疗和综合治疗。治疗结束后，仍需定期随访，通过影像学检查和肿瘤标志物监测，评估治疗效果并及时发现复发或转移的迹象。

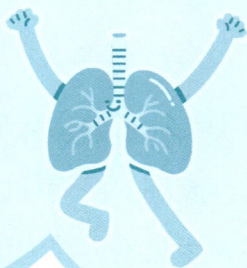

病理分型

1 肺结节的病理类型有哪些?

恶性肺结节包括原发性肺癌和肺部转移性肿瘤。原发性肺癌是最常见的病理类型,其分类较为复杂,主要包括小细胞肺癌(small cell lung carcinoma,SCLC)和非小细胞肺癌(non-small cell lung carcinoma,NSCLC)。非小细胞肺癌占大多数,主要包括腺癌、鳞状细胞癌和大细胞癌等类型。肺部转移性肿瘤是指其他器官或组织的恶性肿瘤通过血液或淋巴途径转移到肺部形成的结节,常见的原发肿瘤包括乳腺癌、结直肠癌等。

随着高分辨率 CT 的普及,越来越多的磨玻璃结节被发现。根据结节中是否存在实性成分,磨玻璃结节可分为纯磨玻璃结节和混合磨玻璃结节。磨玻璃结节的恶性率通常高于实性结节,相当一部分磨玻璃结节是早期肺腺癌或癌前病变。世界卫生组织(WHO)对肺腺癌分为非典型腺瘤样增生、原位腺癌、微浸润性腺癌、浸润性腺癌。浸润性腺癌可以进一步分为以下 5 种亚型：贴壁生长型、腺泡型、乳头型、实体型、微乳头型。

通过 CT 筛查发现持续存在的磨玻璃结节，尤其是那些没有消失的结节，常常提示存在肺腺癌或癌前病变，结合病理分类和影像学表现，有助于更好地评估肺结节的性质及其恶性风险，并为临床制定合适的治疗方案提供依据。

② 什么是肺原位腺癌？

肺原位腺癌的 CT 影像学表现主要为直径小于 3cm 的磨玻璃结节，部分可见实性成分以及血管影改变，如血管穿行、扩张或轻度紊乱。个别病例还可能出现结节钙化或肺门、纵隔淋巴结肿大。

肺原位腺癌是一种起源于肺上皮组织的早期非浸润性腺癌，属于非小细胞肺癌癌前病变。其病理特点为肿瘤细胞沿肺泡壁生长，未突破基底膜，且无明显的浸润性生长，是肺腺癌发展过程中的早期阶段。由于病变局限于肺泡壁，生长缓慢，未侵犯血管和淋巴管，因此转移的风险极低。

通常情况下，肺原位腺癌没有明显的临床症状，因此需定期进行 CT 随访以评估结节的变化，特别是监测其是否存在进展或向浸润性肺癌转变的可能性。早期发现和诊断肺原位腺癌对患者预后至关重要，手术切除通常能够达到治愈效果。

3 原位腺癌会不会自动消失？

肺原位腺癌属于肺腺癌癌前病变，生长较为缓慢，且在早期阶段不会侵犯血管、淋巴管，或远处转移。然而，由于肺原位腺癌的细胞具有潜在的恶性增殖能力，随着时间的推移，它可能逐渐发展为浸润性腺癌，增加治疗难度和对患者的威胁。尽管肺原位腺癌生长缓慢，其自发消失的可能性极低，临床上仍需密切观察并监测其变化。

当基于 CT 影像高度怀疑结节为肺原位腺癌时，建议定期进行 CT 复查，监测其是否进展，并在出现进展时积极请多学科会诊评估，由医生与患者共同决策，拟定后续治疗方案。

4 肺原位癌有可能复发吗？

肺原位癌的复发风险相对较低，但并非不存在。影响其复发的主要因素包括以下几个方面。

（1）肿瘤特征

肿瘤的大小、边缘特征（如分叶征或毛刺征）及是否存在实性成分都会影响复发风险。肿瘤特征越复杂，复发的可能性可能越高。

（2）临床随访和监测

确诊肺原位癌后，患者通常需要定期进行影像学检查以监测肿瘤的变化，及时发现复发或进展。此外，某些生物标志物（如肿瘤标志物或基因表达特征）可能有助于评估复发风险，并指导后续的治疗方案。

（3）治疗干预

对于早期发现的肺原位癌，手术切除是主要的治疗手段。研究表明，完全切除的患者复发率较低。但如果存在边缘阳性（肿瘤靠近切除边缘）或未完全切除，复发风险可能增加。

虽然具体的复发率因研究而异，但一般认为肺原位癌的复发率较低，尤其是在完全切除的情况下。复发通常在手术后的 1 年至 3 年内，但部分患者可能会在 5 年后出现复发。因此，长期随访和监测对于早期发现复发至关重要。

5 什么是肺微浸润性腺癌？

肺微浸润性腺癌（microinvasive adenocarcinoma，MIA）是一种非小细胞肺癌的早期亚型，介于肺原位癌与浸润性腺癌之间。其主要表现为磨玻璃样，直径通常小于 3cm，且实性成分的浸润范围不超过 5mm。病理学上，MIA 沿肺泡壁生长，并伴局部实性浸润，但尚未广泛突破基底膜，且无明显侵犯血管、淋巴管或胸膜。

在影像学检查中，MIA 通常表现为混合磨玻璃结节，边缘清晰，部分病例可见轻度毛刺征或分叶征。临床上，MIA 的预后较佳，特别是在完整切除后。因此，早期识别与诊断 MIA 对患者的治疗和预后至关重要。手术切除是其主要治疗方式，而对于部分患者，可考虑采用肺段切除等保留肺功能的微创手术。

6 影像学报告为腺体前驱病变，术后却是浸润性腺癌的怎么办？

在临床实践中，影像学报告为腺体前驱病变，然而术后病理结果却可能提示为浸润性腺癌。这种情况的发生主要归因于影像学检查技术的局限性及肿瘤的异质性等因素。尽管影像学检查结果提示为腺体前驱病变，术后确诊为浸润性腺癌并不意味着患者完全安全。浸润性腺癌通常预后较差，因此术后发现此种情况可能对患者的整体预后产生负面影响。临床医生需对患者进行详细的风险评估与长期监测，同时依据肿瘤的分期、分级及患者的整体健康状况制定个性化的治疗方案，必要时开展多学科团队协作以优化患者管理。

7 肺微浸润性腺癌会复发吗？

肺微浸润性腺癌具有较低的浸润性，预后良好。许多研究表明其复发风险极低。然而，临床上仍需考虑以下几个因素来评估复发的可能性。

（1）手术切缘是否阳性

如果手术切缘不干净，残留的癌细胞会增加复发的风险。

（2）患者的免疫状态和合并疾病

免疫功能低下或慢性病患者可能面临更高的复发风险。

（3）肿瘤的分子特征

有些肺腺癌携带特定的基因突变，如 *EGFR*、*KRAS* 等突变，这些突变可能与肿瘤的浸润性有关，进而影响复发风险。

（4）随访和监测不足

术后如果缺乏充分的随访和监测，可能延误对复发的早期发现和干预，增加复发的可能性。

总体而言，肺微浸润性腺癌存在复发的可能性，尤其在肿瘤分期较高、手术切缘不清、存在淋巴结转移或肿瘤分化程度低的情况下，复发的风险会增加。通过合理的手术切除、术后辅助治疗及定期随访，可在一定程度上降低复发风险，提高患者的长期生存率。

中医诊断

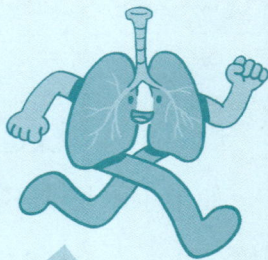

1 肺结节诊断过程中应关注哪些典型症状？

在肺结节的诊疗时，通常会关注患者是否存在咳嗽、咯痰、乏力、胸闷、气短及二便情况是否正常等。此外，对肺结节人群的临床症状进行统计分析后发现，部分患者虽无明显的呼吸系统症状，但可能表现出全身不适，其具体症状因证候类型而异。例如，气阴两虚证患者常见口渴、自汗、手足心热、精神差、苔少，或伴指甲淡白、气短等表现。痰热瘀结证患者多表现为胸闷痛、痰黄、消瘦，或伴舌红、小便灼热。肝郁气滞证患者则常见情志不舒、失眠、睡眠不实、多梦、胸闷、烦躁、便秘，或伴舌暗或紫或有瘀斑。而脾虚湿盛证患者通常表现为食欲不振、食后腹胀、容易感冒、痰黏、白痰，或伴乏力、大便质稀。

2　有了这些症状就说明有肺结节吗?

上述症状不具特异性，其他良性的肺部疾病也可能表现出相似的表现，因此如果怀疑肺部恶性病变，应尽早进行影像学检查和其他的诊断性评估（如活检）以明确诊断。

3　出现什么症状要警惕恶性肺结节?

恶性肺结节的临床症状因其大小、位置、进展的速度及对周围组织的影响而有所不同。早期的恶性肺结节通常没有明显的临床症状，特别是直径小于 1cm 时。但随着结节的增大和疾病进展，患者可能会出现持续性咳嗽、咯血或血痰、胸痛、呼吸困难、声音嘶哑、反复的肺部感染及全身症状（如短时间内体重明显下降、发热、食欲下降和乏力等）。

4　中医脉诊能发现肺结节吗?

中医脉诊通过触诊手腕部位的脉搏，评估人体脏腑的健康状况，并判断是否存在气滞、血瘀、痰湿、虚证或实证等证候。它主要反映的是整体的状态和脏腑功能的协调性，而不是针对具体病灶的诊断工具。

肺结节的直径通常只有几毫米到几厘米，属于非常细小的组织结构变化。中医脉诊无法直接感知到如此微小的结节病灶。中医学认为，肺结节多与气郁、痰湿、血瘀等病理机制相关，因此，脉诊难以直接发现肺结节，若怀疑有肺部异常，仍需依赖 CT 等影像学检查来明确诊断。

不过，在临床上，中医脉象结合舌象及其他症状表现，可以提供对患者整体健康状态的参考，并提示气血运行等方面的异常，有助于从整体角度理解疾病的根本病机。

5 中医舌诊能发现肺结节吗？

中医舌诊通过观察舌质、舌苔等变化，反映人体内部脏腑的功能状态。虽然舌诊无法直接发现肺结节，但在某些情况下，舌象可以为早期识别证候等提供线索。

通过观察舌象指标，可以辅助判断肺结节的性质，并在一定程度上为肺结节的中医辨证提供依据。例如，舌质偏红或舌苔偏黄，常提示热邪或阴虚内热；舌苔薄白，可能与患者气虚相关。

总之，舌象的变化在一定程度上能够反映肺结节人群的整体状态，结合影像学检查，可以为早期识别肺结节提供有益的补充，对于提高患者生活质量和预后具有重要意义。

6 肺结节有哪些中医证候分型？

临床上，肺结节人群的证型多表现为复合型，常见的包括肺脾气虚证、气虚血瘀证、气阴两虚证、痰湿阻肺证、痰瘀互结证和痰热蕴肺证等。研究还发现，不同年龄段的患者在中医证候表现上存在显著差异。青年患者多表现为气郁证，中年患者多表现为痰湿证，而老年患者则以肺气亏虚证更为常见。

肺脾气虚证表现为咳嗽经久不愈，咳声低微，气短而喘，痰清质稀，面白无华，倦怠乏力，懒言，食欲不振，腹胀便溏，舌淡苔白滑，脉弱等。

气虚血瘀证表现为面色淡白或晦滞，倦怠乏力，少气懒言，胸胁或其他部位疼痛，刺痛，痛处固定，按之加剧，夜间尤甚，舌淡暗有瘀点、瘀斑，脉涩等。

气阴两虚证表现为干咳，咳声无力或嘶哑，痰少而黏或咯痰清稀，少气懒言，五心烦热，舌红少津或舌淡苔白，脉细数或弱等。

痰湿阻肺证则表现为咳嗽气喘，痰多色白，或喉中哮鸣，胸闷，苔白滑或白腻，脉滑。

痰瘀互结证表现为胸闷痰多，或见痰中有暗紫血块，肢体麻木，舌暗或有瘀点、瘀斑，脉弦涩等。

痰热蕴肺证可表现为咳嗽气喘，息粗，或喉中哮鸣，痰多色黄质黏，或咯吐脓血腥臭痰，发热，胸痛，口渴，小便短赤，大便秘结，舌红苔黄腻，脉滑数等。

7 中医学对肺结节的风险预测需要关注哪些要素？

基于中医学建立的肺结节预测模型强调整体观念，注重患者的症状、体质、舌脉象、病因病机及中药治疗反应等综合因素，通过结合现代医学影像与中医理论，形成对肺结节恶性风险的多维度评估。

（1）体质特征

不同体质的人对疾病的易感性和疾病发展的倾向各

不相同。阴虚质、痰湿质、气虚质等体质类型在肺结节的发展中有不同的表现与倾向。

（2）证候表现

中医对肺结节的恶性风险预测会根据患者的临床症状表现进行辨证，常见证候包括肺脾气虚、气虚血瘀、痰湿阻肺、痰瘀互结、气阴两虚、痰热蕴肺证等。

（3）舌象和脉象

舌质、舌苔的颜色、形态、厚薄、润燥等都是评估结节良恶性的重要依据。舌质暗紫、有瘀斑、舌苔黄腻等提示痰瘀、热毒的存在。

（4）病因病机

患者情志失调及外感六淫等因素都可能影响结节的恶性发展，患者的长期饮食习惯、情志变化、环境因素等对肺结节风险亦有影响。

（5）影像与症状相结合

虽然中医不直接依赖影像学，但在现代医学与中医结合的背景下，影像学特征与中医辨证相结合也成为评估恶性风险的重要手段。例如，结节形态不规则、边缘毛刺、内部钙化等影像学表现结合患者的中医证候表现，能够更全面地预测结节的良恶性。

就诊小贴士

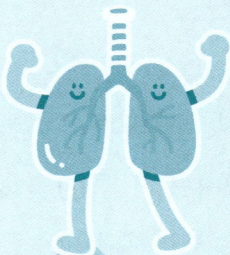

1 发现肺结节应该去什么科室就诊？

发现肺结节后，可选择就诊呼吸内科、肿瘤科。医生会根据肺结节的具体情况安排进一步检查，以评估结节的大小、形状和性质。

如果需要进一步明确诊断或有高危因素（如结节较大、形状不规则、边缘模糊），可能会建议去肿瘤科或胸外科。肿瘤科可以评估肺结节是否具有恶性风险，并决定是否需要做活检等检查。胸外科则在需要外科干预时提供帮助，如手术切除结节。

2 需要准备什么材料？

首先，带上检查报告及 CT 扫描影像资料，以便医生了解结节的大小、形态、密度等信息。此外，提供个人病史，特别是与肺部相关的疾病史、既往胸部手术及感染情况，家族病史如肺结节或肺癌等信息，有助于医生评估结节风险。详细记录近期出现相关症状（如咳嗽、咳痰、胸痛、气短等）的时间、频率及变化情况，便于医生判断症状与结节的关系。携带当前服用的药物清单及过敏史（特别是对影像对比剂的过敏情况），以确保安全性。此外，如有此前的肺部 CT 随访记录，也请一并携带，以便医生判断结节的动态变化。这些资料将有助于医生快速、准确地评估病情并提出个性化的治疗建议。

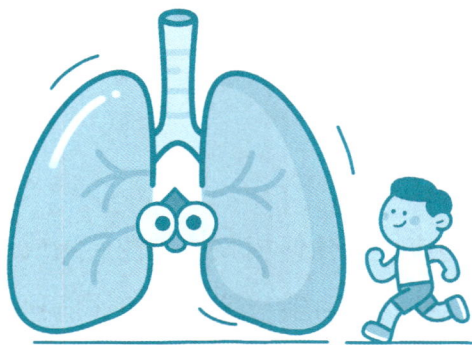

3 如何向医生描述病情?

肺结节人群就诊时,详细地描述病情有助于医生更准确地评估其健康状况。患者应重点考虑以下几个方面进行描述。

(1)症状

应明确说明是否存在咳嗽、咳痰、呼吸困难或胸痛等症状,以帮助医生了解症状的性质和严重程度。

(2)病史

提供既往的肺部疾病史、吸烟史及家族病史,以便医生全面评估患者的风险因素。

(3)影像学检查

告知医生最近的 CT 扫描结果,包括结节的大小、形状及其位置等影像学特征,这对于判断结节的性质至关重要。

(4)其他健康问题

患者还应提及任何相关的慢性疾病或近期出现的身体变化,这些信息可能与肺结节的评估和治疗相关。

第三章

观察随访

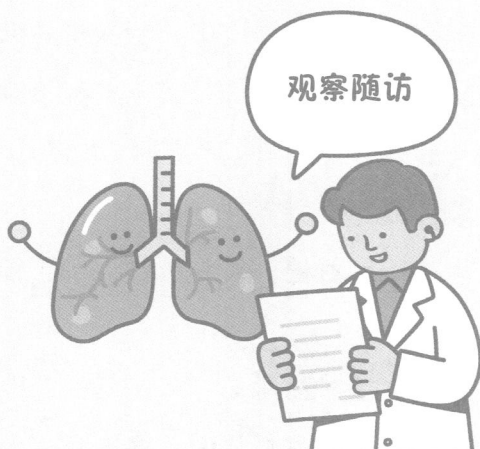

观察随访

1 什么样的人群建议年度筛查肺结节？

建议年度筛查肺结节的人群主要是无症状的肺癌高风险人群，尤其是符合以下任意一个条件。

（1）吸烟史

吸烟包年数 ≥ 30（吸烟包年数 = 每天吸烟的包数 × 吸烟年数），包括曾经吸烟包年数 ≥ 30，但戒烟时间不足 15 年。

（2）被动吸烟

长期暴露在二手烟环境中，与吸烟者共同生活或同室工作时间 ≥ 20 年。

（3）患有慢性阻塞性肺疾病（COPD）

（4）职业暴露史

在工作中接触石棉、氡气、铍、镉、镍等有害物质至少 1 年的人群。

（5）一级亲属确诊肺癌

父母、子女或兄弟姐妹中有确诊肺癌的情况。

《中国肺癌筛查与早诊早治指南（2021 版）》建议，肺癌筛查应从 50 岁开始，针对上述高风险人群，建议采用风险评估用于确定哪些个体具有肺癌高风险，因此可采用低剂量螺旋 CT 进行年度筛查，以便早期发现肺结节，从而进行及时的医疗干预。

2 为什么肺结节需要随访？

定期随访能够对肺结节在一段时间内的外部结构和内部特征变化进行对比，有助于提高对结节定性诊断的准确性。对于存在恶性风险或性质无法明确判断的结节，定期随访尤为重要。另外，由于结节的生长需要时间，尤其是生长缓慢的磨玻璃结节，从首次发现至发现明确生长可能需要 3～5 年甚至更长时间。因此，定期随访有助于及早发现结节的潜在癌变信号，避免延误治疗并为患者争取更好的预后，随访的时间安排根据结节的大小、密度、形态、动态变化以及患者的风险因素综合确定，确保在合理的时间框架内进行有效监测。

此外，受到 CT 扫描原理等因素的影响，不同医院检测出的肺结节大小可能存在差异，甚至在同一医院的不同次 CT 检查结果也有所不同。因此，建议肺结节人群在随访期间尽量选择同一所医院进行检查，并于每次复查后妥善保管检查报告。这将有助于医生更全面、准确地评估病情，为后续治疗提供更可靠的依据。

③ 随访时间是怎么确定的？

偶然发现的肺结节首先应进行肺癌风险评估，其中包括患者自身高危因素的评估和影像学特征，依据评估情况确定随访时间进行观察随访。

患者的高危因素如年龄、吸烟史、家族史、职业暴露、其他肺部疾病等。具有高危因素的患者通常需要更为密切的随访。

（1）结节的影像学评估

1）**结节大小：**肺结节定义为直径小于3cm的结节，通常来说，结节越大，恶性风险越高，因此需要更密切的监控。

2）**结节密度：**结节可以是实性、混合性或纯磨玻璃结节，不同密度类型的恶性风险不同，随访时间也会因密度而异。

3）**结节的形态特征：**是否有提示恶性的征象，如血管集束征、分叶征、毛刺征、胸膜凹陷征等。这些征象的出现提示结节可能为恶性，随访需要更为频繁。

（2）随访中结节的变化

随访期间观察结节是否有符合恶性肿瘤规律的增大、实性成分增加、血管生成等影像学变化。如果结节在随访中增大，尤其是符合肿瘤倍增时间的增大，或者出现恶性特征（如分叶征、毛刺征等），应及时干预。

增长过快的结节（倍增时间小于 15 天）往往是良性，而持续 2 年以上稳定的实性结节通常考虑为良性。磨玻璃结节则不同，因为原位腺癌和微浸润性腺癌可能长期保持稳定。

大多数肺结节是良性的，恶性率仅约为 4%。通常经过 5 年随访可以较为明确结节的良恶性。风险计算可用于量化个体患者和放射学因素，但不能取代在肺癌诊断方面具有丰富经验的多学科团队的评估。随访时间的选择应结合个体情况和医生建议，进行个体化的分析与决策。

4 发现肺实性结节要怎么随访复查？

当发现实性肺结节时，处理方法取决于结节的大小、患者的风险因素（如吸烟史、家族肺癌史等）及结节在随访中的变化情况。

实性结节大多数情况下可能是良性病变。然而，定期随访是必要的，以确保结节不会出现快速增长或恶性变化。医生会根据结节的大小、形态及个人的肺癌风险因素来决定最佳的随访和处理方案。

（1）直径小于 8mm 孤立性实性结节的随访复查

对于孤立性实性结节直径小于 8mm 的处理，指南通常建议随访，具体的随访时间和处理策略根据结节大小和患者的高危因素有所不同。

1）结节直径小于 6mm：有高危因素的患者（如长期吸烟、家族史、高龄等），建议 1 年后进行随访 CT，监测结节是否有变化。虽然这类结节的恶性风险较低，但有高危因素时，仍应定期随访，以确保结节没有增大或发生恶性变化。无高危因素的患者，可根据自身情况结合医生建议选择性随访。

2）结节直径大于等于 6mm 且小于 8mm：建议 3 ~ 6 个月随访，随后在 9 ~ 12 个月随访，其后每 6 个月随访，如果 2 年后没有变化，转为常规年度检查。

3）影像学特征评估：如果影像学评估显示结节具

有恶性征象（如分叶征、毛刺征等），即使结节直径小于 8mm，也应考虑进行进一步的检查，如 PET-CT 或穿刺活检。如果随访期间结节出现增长迹象，特别是倍增时间在 100 ~ 400 天，这可能提示恶性潜力，需要更加密切的监控或进一步的诊断。

（2）直径大于等于 8mm 孤立性实性结节的随访复查

当发现直径大于 8mm 的孤立性不明原因肺结节时，应到医院就诊，医生会通过患者的病史、影像学特征和评估工具（如增强 CT 扫描、PET-CT）来判断结节的恶性可能性。

如果影像学显示结节有恶性特征（如分叶征、毛刺征、胸膜凹陷征、血管集束征等），建议立即进行进一步检查，如 PET-CT 或非手术活检。在某些高度怀疑恶性的情况下，可能会直接建议手术切除。即使结节没有明显的恶性征象，由于大于 8mm 的结节恶性风险较高，仍建议进一步检查，如 PET-CT 评估代谢活跃性，或穿刺活检以明确病理性质。

如果恶性概率较低，可能采取较为保守的随访方式；如果恶性概率较高，则可能需要采取活检或手术等更积极的措施。其间可寻求专业中医医生的评估，通过辨证分析判断是否存在相关的中医证候，必要时结合中医治疗。

1）**直径大于等于 8mm 的孤立性实性结节可以进行随访的情况：**如果影像学和临床评估未提示明显恶性，患者不适合立即手术或活检，可以考虑在 3 个月后复查 CT，以监控结节变化。即使结节持续稳定，仍需密切随访。通过这种方式，医生可以更好地监控结节的变化，确保及时采取必要的措施，同时避免不必要的侵入性操作。

2）**直径大于等于 8mm 的孤立性实性结节可以进行非手术活检的情况：**结节直径大于 8mm 且无明显恶性特征、PET-CT 结果不明确、患者具有高危因素但手术风险较高，或结节在随访中有增大趋势但尚未符合手术标准，非手术活检可以帮助在不进行侵入性手术的前提下明确结节性质，特别是在无法耐受手术的患者中。治疗前需要进行多学科评估，包括内科医生和获得组织诊断的专家（胸外科、介入性肺脏医学和介入放射科）以确定最安全、最有效的活检方法，或就活检风险过高或难度过大达成共识。

（3）随访中发现实性肺结节的随访策略

1）**新结节：** 根据大小进行分层管理小于 4mm 的结节风险较低，建议继续每年进行年度 CT 筛查；4mm 至小于 6mm 的结节需要在 6 个月内复查 CT；6mm 至小于 8mm 的结节则建议 3 个月内复查 CT。如果新结节直径达到或超过 8mm，应进一步进行胸部增强 CT 和 / 或 PET-CT 检查，以评估恶性可能性。若检查结果提示低度怀疑肺癌，则继续随访；若高度怀疑肺癌，应进行活检或外科切除以明确诊断。

2）**随访中发现生长的结节：** 对于随访中发现生长的结节（增大 > 1.5mm），处理策略同样依赖结节大小。小于 8mm 的生长性结节，建议 3 个月内复查 CT 进行动态观察；而对于大于或等于 8mm 的生长性结节，需要进一步进行胸部增强 CT 或 PET-CT 检查。若检查结果提示轻度怀疑肺癌，需继续进行随访监测；若高度怀疑肺癌，应进行活检或手术切除，进一步明确病变性质。

⑤ 发现肺纯磨玻璃结节要怎么随访复查?

（1）直径小于 8mm 孤立性纯磨玻璃结节的随访复查

随访建议： 对于直径小于 8mm 的孤立性纯磨玻璃结节，恶性可能性较低，通常不需要立即处理。

随访时间表： 建议首次随访时间为 6 ~ 12 个月进行 CT 复查。如果在 6 个月后没有结节的变化，可以每年随访一次。继续观察的时间视具体情况而定。

（2）直径大于等于 8mm 孤立性纯磨玻璃结节的随访复查

随访建议： 对于直径大于等于 8mm 的孤立性纯磨玻璃结节，恶性可能性相对较高，因此需要更为积极的管理。

随访时间表： 当结节大于等于 8mm 但小于 15mm 时建议在发现后的 3 个月进行首次 CT 复查。根据复查结果，如果结节没有明显变化，后续随访可以在 6 个月和 12 个月后继续进行。当结节大于等于 15mm 时可先进行抗炎治疗，若缩小 3 个月后复查 CT，若无变化可行活检或 PET-CT 进一步明确诊断。

进一步评估： 如果在首次复查中发现结节增大、形态变化（如出现毛刺状边缘）或其他恶性特征，应及时进行进一步的诊断检查，如进行支气管镜检查或穿刺活检，以明确结节的性质。

纯磨玻璃结节大多数发展缓慢，恶性可能性相对较低。因此，定期随访是最常见的处理方式。如果结节有增长或伴有其他高危因素，医生会根据具体情况采取更积极的措施，如进一步检查或手术治疗。及时发现结节的变化并采取适当的措施是关键。

（3）纯磨玻璃结节随访要关注的要点

1）纯磨玻璃结节的 CT 随访应对结节处采用薄层平扫技术。

2）如果结节增大（尤其是直径大于 10mm），或出现实性成分增加，通常预示为恶性转化，需进行非手术活检和（或）考虑手术切除。

3）如果患者同时患有危及生命的慢性基础疾病，而肺部结节考虑为低度恶性不会很快影响到生存，或可能为惰性肺癌而无须即刻治疗者，则可限定随访时间或减少随访频率。

6 发现肺部分实性结节要怎么随访复查?

当发现部分实性结节时,处理方案需根据结节的大小、实性成分及随访中的变化趋势来制定,因为这类结节具有较高的恶性潜力。

(1)直径小于 6mm 部分实性结节的随访复查

随访建议: 对于直径小于 6mm 的部分实性结节,尽管恶性可能性相对较低,但由于此类结节仍然具有一定的恶性潜力,因此需进行随访。

随访时间表: 直径小于 6mm 的部分实性结节,通常建议每年随访一次。

(2)直径大于等于 6mm 部分实性结节的随访复查

随访建议: 对于直径大于等于 6mm 的部分实性结节,通常建议进行更为密切的监测和评估,以便及时识别任何潜在的恶性变化。

随访时间表: 直径大于等于 6mm 且实性成分小于 6mm 的结节,建议在 6 个月后进行 CT 复查,以监测结节的变化,如果复查中结节稳定,可延长随访间隔;直径大于 6mm 且实性成分大于 6mm 但小于 8mm 的结节，建议在 3 个月后进行 CT 复查，若结节没有变化建议在 6 个月后复查 CT，持续稳定可适当延长随访间隔，如果结节的实性部分有所增大或整体结节体积变化，需要进一步干预。若实性成分大于等于 8mm，建议进行增强 CT 或 PET-CT 以进一步评估结节的代谢活性和恶性可能性。如果 PET-CT 显示代谢活跃，恶性风险较高，应考虑活检或手术干预。

（3）肺部分实性结节随访要关注的要点

在随访中，需密切观察结节的生长速度，特别是实性成分的增大情况。如果结节在短期内迅速增大或实性成分显著增多，提示恶性可能性较大，如果实性成分增加大于或等于 4mm，应进行胸部增强 CT 和 / 或 PET-CT 检查以评估恶性风险。若高度怀疑恶性，应进行穿刺活检或手术切除。如果结节在随访中保持稳定，无明显增长，通常建议继续进行定期随访，而不立即采取进一步措施。

7 发现多发性肺结节要怎么随访复查?

多发性肺结节的随访复查方案主要依据结节的大

小、密度、形态及患者的个人风险因素制定。

（1）最可疑结节的重点管理

对于多发性肺结节，建议首先确定最具恶性风险的结节（如最大的、密度最高的或形态异常的结节）作为重点。

以最可疑结节的特征为基础制定随访计划，确保高风险结节得到重点监测。

（2）结节小于 6mm

建议在发现后 3~6 个月进行第一次 CT 检查，评估结节的稳定性。如果 3~6 个月后的复查显示结节无明显变化，可以在 2 年和 4 年时再行 CT 检查，继续观察。如果在整个随访期间结节保持稳定（无增大或密度变化），可适当延长复查间隔，无须进一步干预。

（3）结节大于或等于 6mm

建议在 3~6 个月进行 CT 检查，密切监测结节大小和密度的变化情况。

如果复查显示结节无变化，可逐步延长复查间隔；但如发现结节增大或密度增加的迹象，可能需进一步检查（如 PET-CT 或活检）以排除恶性。

随访频率通常根据结节的变化情况进行动态调整，

确保能及时发现任何变化。

8 肺结节随访时应关注 CT 报告中的哪些问题？

在肺结节的随访过程中，CT 报告中的一些关键点需要特别关注，因为它们能帮助评估结节的变化和潜在的风险。以下是随访时需要重点查看的几个方面。

（1）结节的大小变化

直径变化： 随访时要特别关注结节的直径是否增大。即使是微小的增长，也可能提示需要进一步检查或更密集的随访。

倍增时间： 一些报告会提到结节的倍增时间（结节大小翻倍所需的时间）。短时间内结节增大通常意味着风险较高。

（2）结节的形态和边缘

边缘是否清晰： 良性结节通常边缘光滑；不规则边缘往往提示恶性变化。

分叶征、毛刺征和胸膜凹陷征： 这些特征提示结节可能是恶性，应引起高度重视。

（3）密度变化

实性成分的出现或增加： 如果磨玻璃结节出现了实性成分，或实性部分增大，提示恶性可能性增加。

密度变化： 均匀的密度变化通常为良性，而不均匀密度或增强密度可能是恶性信号。

（4）结节的增长速度

短期内快速增大的结节可能恶性风险较高，特别是倍增时间短于 400 天的情况应特别关注。

（5）新结节的出现

如果随访时出现新的结节，尤其是较大或伴有恶性特征的新结节，需及时进一步检查。

（6）血管和周围组织的变化

血管生成： 异常血管生成提示肿瘤可能性。

周围组织变化： 结节与周围组织、胸膜或血管的牵拉，特别是胸膜凹陷现象，通常是恶性征象。

（7）淋巴结的变化

如果发现纵隔或肺门淋巴结肿大，特别是伴随结节的变化时，可能提示更高的恶性风险。

（8）其他异常

其他肺部异常如炎症、纤维化等。

随访时，重点关注 CT 报告中的结节大小、形态、边缘、密度、增长速度、是否有新结节、血管和周围组织变化、淋巴结情况。具体报告解读与进一步的治疗方案应根据医生建议确定，切勿自行诊断。

9　随访时 CT 报告中的哪些描述提示肺结节可能为良性？

外形变化明显： 如果结节在短时间内外形有显著变化，比如边缘变得光滑或模糊，且没有出现典型的恶性特征（如分叶征、毛刺征等），通常可能是良性。

密度变淡： 如果结节的密度均匀或在随访中变得更淡，说明它的活跃性可能较低，恶性风险较小。

结节缩小或消失： 在没有密度增加的情况下，如果结节缩小或完全消失，通常表明它是良性的，比如炎症或感染引起的。

短时间内快速增大： 如果结节在短时间内迅速增大（比如在 15 天内），这种快速增长往往不是恶性的特征，反而可能是炎症或感染性病变。

实性结节超过 2 年稳定： 对于实性结节，如果在 2

年以上没有明显变化，往往可以认为是良性的。但这一点不适用于磨玻璃结节（GGN），因为有些早期的腺癌可以长期保持稳定。

10 随访时出现哪些情况提示肺结节可能为恶性？

直径增大： 如果结节在随访中直径逐渐增大，符合肿瘤生长的规律，尤其是生长较快的结节，可能提示恶性。实性结节的倍增周期通常在 20 ~ 400 天，而亚实性结节可能更长（400 ~ 800 天或更长）。

实性成分增加： 如果结节保持稳定或增大，且伴有实性成分的出现，尤其是实性部分增长，这往往提示恶性可能性增加。

结节缩小但实性成分增加： 即使结节缩小，如果其中的实性部分变大，还是需要引起重视，可能为恶性。

血管生成异常： 如果影像学检查中显示结节周围有异常的血管生成，符合恶性结节的特点，也可能提示肿瘤的存在。

分叶征、毛刺征或胸膜凹陷征： 如果结节出现分叶征、毛刺征或伴有胸膜凹陷的表现，这些都是典型的恶性征象，需进一步检查和处理。

符合以下条件之一可认定为目标结节进展。

1）目标结节平均直径＜5mm，平均直径较前增加≥50%；目标结节平均直径≥5且≤10mm，平均直径较前增加≥30%；目标结节平均直径＞10mm，平均直径较前增加≥20%。

2）目标结节CT值增大。

3）目标结节实性成分平均直径增加大于1.5mm。

4）目标结节计算机辅助诊断（CAD）计算容积增大。

5）目标结节出现分叶征、毛刺征、胸膜凹陷征、血管集束征等恶性征象。

大小要根据平均直径来判断，平均直径＝（结节的最长径＋与其经线垂直的长度）/2。对于＜15mm的结节或多发性结节，任何一个结节或实性区平均直径增加≥2mm，即可认为增大；对于≥15mm的结节灶，平均直径增加15%以上可认为增大。

11 发现肺结节后长期随访会延误治疗吗？

（1）随访还是早期手术

国际指南建议：根据美国国立综合癌症网络（NCCN）肺癌筛查指南，长期存在的磨玻璃结节（特别是原位癌或微浸润性腺癌）可以通过随访管理，因为这两种早期肺癌的术后 5 年生存率非常高，接近 100%。因此，对于无明显恶性特征的小磨玻璃结节，通常建议定期随访，而不是立即手术。

（2）何时选择手术

在随访过程中，如果结节表现出增长趋势（如实性成分大于 1.5mm）或出现新的结节（大于 4mm 的实性结节），则需要考虑手术干预。及早手术可以避免结节进展为浸润性腺癌，从而增加治疗难度。

（3）延迟手术的风险

目前没有足够的证据表明，延迟手术会显著增加磨玻璃结节恶变为浸润性腺癌的风险。一般而言，磨玻璃结节的增长速度较慢，通过定期 CT 随访可以及时发现结节的变化。

恶性转变的可能性： 虽然磨玻璃结节恶性可能性相对较低，但随访过程中如果发现结节增大或实性成分增加，则手术的必要性增加，因为此时病理可能已经从微浸润性腺癌发展为浸润性腺癌。

通过密切的 CT 随访和合理的手术时机选择，磨玻璃结节患者的预后依然良好，恶性进展的风险可以被很好地控制。

12 5mm 以下的微小结节会发展成肺癌吗？

5mm 以下的微小肺结节在大多数情况下不会发展成肺癌，但这取决于结节的性质及个体的风险因素。

（1）微小结节的常见原因

大多数小于 5mm 的肺结节是良性的，可能是由感染、炎症或其他非肿瘤性原因引起的。许多健康人群在体检中发现的微小结节是这种情况，尤其是没有肺癌高危因素（如吸烟史或家族肺癌史）的人群。

（2）恶性可能性较低

研究表明，直径小于 5mm 的肺结节，恶性概率极低，尤其是在没有肺癌风险因素的情况下。体检中发现的这种结节 99% 以上为良性，因此大多数时候医生会建议定期随访，而不是立即干预。

（3）随访的重要性

尽管恶性可能性较低，医生通常会建议定期随访，尤其是对于那些有肺癌风险的人群（如长期吸烟者）。通过随访 CT，医生可以监测结节的变化，确保它没有增长或出现恶性特征。如果结节在随访中保持稳定，没有增大或出现实性成分，那么发展为肺癌的风险会更低。

大多数 5mm 以下的微小结节不会发展成肺癌，尤其是在没有高危因素的情况下。定期随访是必要的，通过监控结节的变化，可以在早期发现任何可能的恶性转变，确保采取适当的措施。对于高危人群，医生会更加谨慎地建议随访，以确保健康状况得到良好管理。

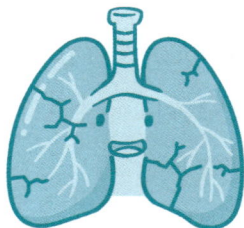

13 发展成肺癌后是否会影响手术效果？

如果肺结节最终发展为肺癌，手术效果通常取决于癌症的发现阶段和其他相关因素。早期发现的肺癌通过手术治疗往往有较好的预后，但如果发现较晚，癌症已进展到晚期，手术效果可能会受到影响。

早期发现的肺癌手术效果较好，如果肺结节在原位癌或者微浸润性腺癌，这两种早期肺癌术后 5 年生存率为 100%。

如果肺癌在早期（Ⅰ期或Ⅱ期）被发现，肿瘤通常较小且局限于肺部，这时通过手术切除可以获得较好的预后。早期肺癌的 5 年生存率可达 70%～90%，甚至更高。

如果肺癌进展到中晚期（如Ⅲ期或Ⅳ期），手术效果可能会受到影响。这时癌症可能已经扩散到淋巴结或其他器官，手术可能不是首选治疗方法，通常需要配合化疗、放疗、靶向或免疫治疗。

实性结节如果为恶性，可能在较短的时间内生长，因此早期发现和干预非常重要。磨玻璃结节一般生长缓慢，恶性进展的时间较长。如果进展为肺癌，通常仍然处于早期阶段，手术预后相对较好。

如果肺结节被诊断为肺癌，手术效果主要取决于发现的早晚。早期肺癌手术效果通常非常好；而晚期肺癌可能需要更多的综合治疗，手术效果可能受到一定影响。及时发现和随访对于手术的成功至关重要，因此早期监测和干预能够大大提高治愈率。

14 为什么肺结节的复查，最好选择在同一家医院进行？

（1）确保影像设备的一致性

不同医院的 CT 设备在性能、分辨率和成像技术上可能存在差异，导致结节影像的细微差别。在同一家医院复查，使用相同的设备和参数，可以保证影像的对比性和一致性，更准确地监控结节的变化。

（2）影像对比更精确

在同一家医院复查，医生可以直接对比之前的影像记录，确保更精确地观察到结节的变化情况。通过对比相同设备拍摄的 CT 图像，可以清楚判断结节是否增大、形态是否发生变化等，从而减少误诊或漏诊的风险。

肺结节的复查最好在同一家医院进行，是为了确保影像的一致性、精准对比、病史完整性和医生对病情的连续了解。这些因素有助于提高诊断的准确性和治疗的及时性，使患者的健康管理更加科学和高效。

15 肺结节几年都没有变化就不需要再观察了吗?

即使肺结节多年没有变化，仍然不建议完全停止观察。

(1)肺结节类型的差异

实性结节：如果实性肺结节在2年或更长时间内没有明显变化，通常可以认为恶性可能性较低，随访的频率可以降低甚至停止。大多数实性结节如果在2年内保持稳定，恶变的可能性很小。

磨玻璃结节（GGN）：与实性结节不同，磨玻璃结节（尤其是亚实性结节）可能长期保持稳定，却仍然有恶性发展的潜力。因此，即使结节多年无变化，也不能完全排除风险，建议继续随访。原位腺癌（AIS）或微浸润性腺癌（MIA）可能在很长时间内保持稳定，但随着时间推移，仍可能发生恶性转变。

（2）潜在的长期变化

肺结节的变化有时会非常缓慢，尤其是对于亚实性或磨玻璃结节。这些结节可能需要 5 年甚至更长时间才能显示出恶性特征。因此，即使结节在几年内没有变化，依然有可能在较长时间后发生变化。

（3）个体风险因素的差异

如果患者有肺癌的高危因素（如吸烟史、家族肺癌史、职业暴露等），即便结节多年未变，也建议继续随访。这些患者的肺癌风险相对较高，医生会根据风险评估来决定是否需要长期随访。

即使肺结节几年没有变化，是否可以停止随访取决于结节的类型、个人风险因素。实性结节如果长期稳定，可能不需要进一步随访；但对于磨玻璃结节或有高危因素的患者，长期随访仍然是必要的。定期监控可以确保早期发现任何潜在的变化，帮助医生及时制定相应的治疗或管理方案。

第四章

肺结节的治疗

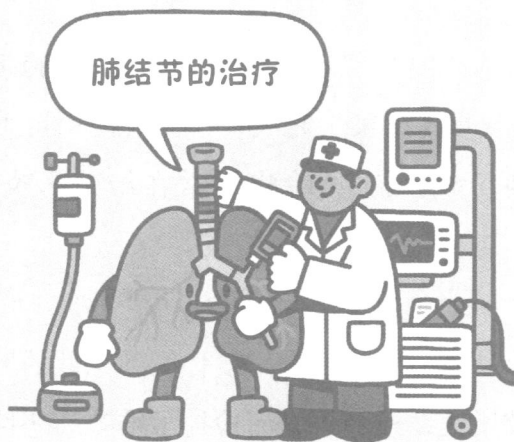

肺结节的治疗

西医治疗

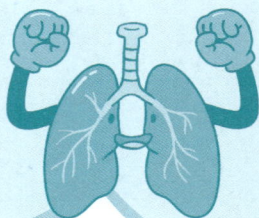

1 肺结节的治疗手段有哪些？

肺结节的治疗方式取决于结节的性质、大小、形态及患者的整体健康状况。

（1）抗感染治疗

首先应判断结节是否为感染性。如果肺结节与感染（如结核或真菌感染）有关，可能会使用抗生素或抗真菌药物来治疗。这类治疗通常在结节为炎性病变时有效。

（2）手术切除

如果肺结节有恶性或高度怀疑为恶性的风险，或者结节持续增大，或肺手术活检提示结节为恶性，医生可能会建议通过外科手术将结节切除。常见的手术方式包括胸腔镜手术或开胸手术。在手术中，病理学检测能够帮助明确结节的性质。

（3）射频消融

对于某些小的恶性或可疑恶性的肺结节，可以通过放射消融技术（如射频消融或微波消融）来破坏病变组织。这种技术适合无法耐受手术的患者。

（4）放射治疗

对于某些无法通过手术切除的恶性肺结节，可以考虑放疗，如立体定向放射治疗（SBRT）。这种方法可以通过精准的高剂量辐射来杀死肿瘤细胞。

（5）靶向治疗或免疫治疗

如果结节被诊断为恶性肺癌，且肿瘤具有特定的基因突变，可能会使用靶向药物治疗。此外，免疫治疗尤其是在传统治疗效果不佳时，免疫治疗能有效延长患者生存时间。

具体的治疗方案需要根据肺结节的病理类型、发展状况及患者的身体情况综合考虑，医生会根据影像学和其他诊断手段制定个体化的治疗计划。定期复查和及时的医生评估对于肺结节的管理至关重要。

2 如何确定治疗方案?

确定肺结节的治疗方案通常需要综合考虑以下几个因素,通过多学科的评估,医生会制定个体化的治疗计划。

(1)评估患者的风险因素

结合年龄、吸烟史、职业暴露、家族史、慢性阻塞性肺疾病(COPD)等其他肺部疾病。

(2)影像学检查

低剂量螺旋 CT 扫描:这是目前筛查和监测肺结节的主要方法。根据结节的大小、形态和增长速度,医生可以初步判断其恶性风险。

PET-CT 扫描:对于可疑的肺结节,PET-CT 扫描可以通过监测葡萄糖代谢活跃性来进一步判断结节的性质。代谢活跃的结节通常提示恶性可能性较大。

(3)活检

经皮肺穿刺活检:在影像学评估后,如果怀疑结节为恶性,医生可能会建议进行经皮肺穿刺活检。这是一种通过穿刺取出部分结节组织进行病理检查的方法,用以确定结节的性质。

支气管镜检查： 对于位于较大气道附近的结节，可以通过支气管镜采集组织样本。

（4）病理学分析

如果通过活检确定结节为恶性，医生会根据病理类型（如非小细胞肺癌或小细胞肺癌）、是否存在特定的基因突变（如 *EGFR* 突变、*ALK* 重排等）及免疫表达等，选择相应的治疗手段，如靶向治疗或免疫治疗。肺结节的治疗方案往往需要通过多学科团队会诊，由放射科、胸外科、肿瘤科、呼吸科和病理科的专家共同讨论，综合评估患者的整体状况，做出最适合的治疗决定。

（5）患者的整体健康状况与个人意愿

体力状况： 如果患者身体较弱，可能无法承受手术或其他侵入性治疗。在这种情况下，医生可能会建议微创介入治疗或其他较为保守的治疗方法。合并心脏病、糖尿病或其他影响肺功能的疾病也会影响治疗方案的选择。

个人意愿： 在制定治疗方案时，医生会考虑患者的个人意愿，包括是否希望进行手术、放疗或其他治疗方法。某些患者可能更倾向于选择保守的治疗或观察，而不希望接受更为激进的治疗。

3 肺结节需要抗生素治疗吗？

肺结节并不一定需要使用抗生素治疗。是否使用抗生素取决于结节的性质及其形成原因。以下是有关抗生素治疗肺结节的几种情况。

（1）感染引起的肺结节

如果肺结节明确是由感染引起的（如肺炎或结核），抗生素或抗结核药物可能是必要的。此类肺结节通常表现为炎性病变，抗生素可以有效地控制感染并缩小结节。

（2）不明原因的肺结节

在一些不确定的情况下，医生可能会考虑尝试使用抗生素进行短期治疗，观察肺结节是否缩小。如果结节在使用抗生素后没有改善或继续增大，这通常提示其不是由感染引起的，而可能需要进一步的检查和其他治疗方式。在决定是否使用抗生素之前，医生会首先通过影像学检查（如 CT 扫描）和病史评估来判断肺结节是否与感染有关。如果有明确的感染迹象（如发热、咳嗽、痰多），才可能使用抗生素。

对于由其他非感染性因素引起的肺结节（如肿瘤、

良性增生、瘢痕组织），不需要使用。在确定治疗方案之前，关键是通过影像学、病史和必要的检查来明确肺结节的性质。

4　肺结节什么样的情况下需要考虑手术切除?

是否需要手术切除肺结节，应综合考虑结节的特征和患者的身体状况。一般而言，除非结节被明确诊断为恶性或高危类型，且患者因严重焦虑影响日常生活而强烈要求手术，大多数患者无须手术切除，只需定期复查即可。此外，CT筛查中约95%的肺结节为良性，而手术切除可能伴随并发症风险，因此对于良性或低危型肺结节，患者无须过于紧张，遵循医嘱进行药物治疗或定期复查即可。对于高度怀疑为恶性的肺结节，手术切除则为首选的局部治疗方式，能有效实现根治。

《肺结节多学科微创诊疗中国专家共识》指出，适应证包括以下几种。

1）直径 ≥ 15mm 的持续性磨玻璃结节，或直径 ≥ 8mm 的实性结节，或实性成分 ≥ 5mm 的持续性混合磨玻璃部分实性结节，高度疑似恶性者。

2）影像学表现如分叶征、毛刺征、胸膜牵拉、胸膜皱缩、胸膜附着、胸膜凹陷及血管征（扭曲、扩张、僵硬）、空泡征、囊腔型等恶性征象。

3）动态随访后最大径或实性成分最大径增长超过2mm 者。

5 手术前患者要做哪些准备？

在进行肺结节手术前，患者需要进行一系列准备工作，以确保手术的顺利进行并降低术后并发症的风险。

（1）术前评估

影像学检查：用于分期的 CT 和 PET-CT 应在进行手术评估前 60 天内完成。

心脏评估：如果患者有心脏疾病或高龄，医生可能会安排心电图、超声心动图等检查，评估心脏功能以确保能承受手术。

实验室检查：血常规、凝血功能、肝肾功能、肿瘤标志物检测等。

肺功能测试：评估患者的肺功能，特别是对于肺功能较弱或存在慢性肺病的患者，这有助于医生决定手术方式及确定患者是否适合手术。

（2）术前咨询和讨论

医生的术前说明：详细了解手术的目的、流程和可能的风险，包括术中可能遇到的突发情况、术后可能的并发症和恢复期的注意事项，麻醉医生进行麻醉评估。

（3）术前戒烟

吸烟者应在术前 2～4 周戒烟。研究表明，这可以显著降低术后呼吸系统并发症的风险，并有助于术后恢复。

（4）控制慢性疾病

如高血压、糖尿病等慢性病患者，需要在医生的指导下将病情控制在稳定状态。合理饮食和锻炼，保持均衡的营养摄入，适度锻炼以增强体力，帮助术后快速恢复。

（5）心理准备

手术前可能会有焦虑情绪，患者应与医生、家属充分沟通，使他们了解手术的必要性，放松心态。

根据医生指示，患者可能需要服用一些预防性的药物，如抗生素、止痛药等。有些患者可能需要停用一些影响凝血功能的药物（如阿司匹林、华法林），具体应遵循医生的建议。这些准备可以确保手术的安全性，并为术后顺利恢复打下良好的基础。

6 肺结节胸腔镜手术与开胸手术怎么选择？

电视胸腔镜外科手术（video-assisted thoracic surgery，VATS），也称为胸腔镜肺叶切除术，是一种用于治疗早期肺癌的微创手术方法。

与传统的开胸手术相比，VATS 具有多项优势，且已被纳入 NCCN 非小细胞肺癌指南中的推荐手术治疗方法。VATS 与开胸肺叶切除术相比具有几个优势：①与 VATS 相关的急性和慢性疼痛极少，因此该手术需要的住院时间较短。② VATS 术后发病率和死亡率较低、术中出血风险极小或局部复发极小手术并发症的发病率更低，并且比开胸肺叶切除术能更快地恢复功能。③更适合老年人和高风险患者。研究表明，VATS 手术能够改善老年人和高风险患者的术后独立性，术后恢复更快，住院时间更短。④有助于术后化疗的完成。

VATS 手术后，患者的身体恢复得更快，因此更有能力完成术后化疗，从而提高综合治疗效果。

（1）适应证和手术原则

早期 NSCLC 患者：VATS 适合用于 I 期 NSCLC 患者进行肺叶切除和淋巴结清扫，且手术的疗效与开胸手术相当。

解剖和手术禁忌证的排除：VATS 适合于解剖结构不复杂且无明显手术禁忌证的患者，只要手术原则不受影响，VATS 可作为手术的标准选择。

高风险患者的选择：由于 VATS 具有术后恢复快、并发症少等优势，它尤其适合那些手术风险较高的患者，如老年人或有其他基础疾病的患者。

（2）机器人辅助胸腔镜手术的应用

虽然机器人辅助胸腔镜手术（rVATS）具有更精细的操作，但其成本较高，手术时间较长。尽管如此，rVATS 在某些情况下可以提高手术的精确度，但在成本效益和手术时间上仍需权衡。

VATS 是一种安全、有效的微创手术方式，适用于 I 期非小细胞肺癌患者。与开胸手术相比，VATS 创伤更小，术后恢复更快，并且具有相当的长期生存率和复发率。但对于解剖结构复杂的患者，医生更建议开胸手术，具体选择应听取医生意见综合考虑。

7 多发性肺结节可以手术吗？

多发性肺结节是否可以手术，取决于多个因素，包括结节的大小、数量、位置、性质，以及患者的整体健康状况和肺功能。在高度怀疑恶性的情况下，有一些多个肺结节是可以通过手术处理的，具体要视每个病例的特点而定。

（1）结节的性质

影像学高度怀疑恶性的多发性肺结节，一般建议行非手术活检，确定结节的病理性质。如果一个或多个结节被认为是恶性的，手术的目标是切除所有恶性病灶。如果患者已知有其他部位的癌症（如肾癌、结直肠癌等），肺部多个结节可能为转移性病灶。对于这种情况，手术的决定取决于原发癌症的治疗计划及肺部病灶的性质。

（2）结节的数量和分布

如果多个结节局限在一个肺叶或几个相邻肺叶，通常可以通过肺叶切除或亚肺叶切除（如楔形切除或段切除）来完成手术。这可以通过 VATS 或开胸手术进行。

如果结节分布较广，涉及多个肺叶或整个肺，手术的难度和风险会增加。此时，外科医生可能会选择分期手术或有选择性地切除部分病灶。对于全肺广泛分布的恶性结节，可能不建议进行手术，而是考虑其他治疗方式，如化疗、放疗或靶向治疗。

对于局限性、可切除的恶性结节，手术是一种常见的治疗选择。对于分布广泛或手术风险较高的患者，可能会考虑其他治疗方法。医生通常会通过影像学检查、随访和多学科团队会诊（MDT）来制定个体化的治疗方案。

8　肺结节手术对肺功能的影响到底有多大？

肺结节手术对肺功能的影响取决于多个因素，包括手术类型、切除的肺组织量、患者的基础肺功能，以及是否存在其他慢性基础疾病。总体来说，肺结节手术对肺功能的影响因人而异。以下是影响因素及具体影响。

（1）手术类型

楔形切除术（wedgeresection）：这种手术切除的是结节周围的一小块楔形肺组织。它对肺功能的影响最小，因为切除的肺组织量相对较少。

肺段切除术（segmentectomy）：肺段切除术切除一个或多个肺段。虽然切除的组织较多，但对肺功能的影响通常仍较小，患者可以在手术后逐渐恢复较好的肺功能。

肺叶切除术（lobectomy）：肺叶切除术是切除整个肺叶，通常用于更大的结节或怀疑有恶性病变的情况下。由于肺叶切除较多，这种手术对肺功能的影响相对较大，但许多患者仍能够适应术后的肺功能变化。

全肺切除术（pneumonectomy）：全肺切除是切除整个肺，对肺功能的影响最大。虽然这种手术较少用于肺结节的处理，但如果涉及恶性病变，可能会选择这种手术方式。患者在术后会明显感到呼吸困难，且需要长期的肺康复训练。

（2）基础肺功能

术前肺功能状态是评估手术风险和术后恢复能力的重要因素。如果患者术前的肺功能较好（如无慢性阻塞性肺疾病或哮喘），即使进行较大范围的肺组织切除，患者也能逐步恢复良好的呼吸功能。如果患者术前肺功能较差，如患有慢性阻塞性肺疾病、肺纤维化等疾病，手术对肺功能的影响会更大，术后恢复时间更长，可能需要额外的治疗或肺康复来适应肺功能的变化。

（3）手术切除的肺组织量

切除的肺组织量越多，对肺功能的影响越大。通常情况下，肺脏的剩余部分可以通过代偿机制来增加呼吸容量和功能。比如在楔形切除术或肺段切除术中，切除的肺组织较少，健康的肺组织可以通过扩张来补偿失去的功能。

（4）术后康复和锻炼

手术后的肺功能康复训练对促进患者呼吸功能的恢复非常重要。肺功能锻炼可以帮助患者增强呼吸肌肉力量，提高肺活量，减少呼吸困难。常见的术后康复手段包括呼吸练习、逐渐增加的有氧运动等，这些措施有助于改善术后肺功能。

每个患者对肺功能丧失的适应能力不同，尤其是年轻、健康的患者，适应能力较强，恢复速度也较快。年龄较大或有基础肺部疾病的患者恢复时间较长，且术后需要更多的肺康复训练和生活调整。对于肺功能较好的患者，大多数手术后通过康复训练可以恢复到接近正常的状态，而肺功能较差的患者在术后可能需要更长的时间适应肺功能变化，并可能出现持续的呼吸困难。

9 肺结节手术后会有疼痛吗？出现胸壁痛的原因是什么？

肺结节手术后，患者通常会出现一定程度的疼痛，尤其是胸壁疼痛。手术类型（如胸腔镜手术或开胸手术）和个体差异会影响疼痛的程度和持续时间。

（1）肺结节手术后的疼痛原因

切口疼痛： 无论是胸腔镜手术还是开胸手术，术后切口部位通常会有急性疼痛。这种疼痛与手术过程中对皮肤、肌肉和肋骨的切割有关。胸腔镜手术因为切口较小，通常疼痛较轻，而开胸手术的疼痛较为明显，持续时间也可能更长。

肋骨牵拉： 在手术中，医生需要牵拉肋骨以获得更好的视野，尤其是在开胸手术中。肋骨的牵拉会导致周围肌肉、软组织和神经受到压力，这可能引起术后的胸壁疼痛。

神经损伤：手术中可能会牵拉或损伤肋间神经，尤其是靠近肋骨的神经。这可能导致术后出现肋间神经痛，表现为沿肋骨分布的剧烈疼痛或灼烧感。胸腔镜手术虽然创伤较小，神经损伤的概率较低，但在某些情况下仍然可能发生。

胸腔引流管的放置：手术后通常会在胸腔内放置引流管以排出气体或液体。引流管的存在会引起局部的不适或疼痛，特别是在患者移动或深呼吸时。

术后炎症反应：手术过程中，组织受到了机械性损伤，术后可能引发局部炎症反应，导致疼痛、红肿和发热等症状。

（2）如何缓解术后疼痛

药物治疗：镇痛药物（如布洛芬、对乙酰氨基酚等非甾体抗炎药，或阿片类药物）可以有效缓解术后的急性疼痛。

局部麻醉药物（如利多卡因贴剂）或神经阻滞剂可以用于控制肋间神经痛。

物理治疗：适当的深呼吸练习和轻度的运动有助于防止术后肺不张，缓解胸部紧张感，减少疼痛。

（3）慢性疼痛的可能性

一部分患者在手术后可能会出现慢性胸壁疼痛（术后超过 3 个月仍存在的疼痛）。这是由手术过程中肋间神经受损引起的。慢性疼痛通常可以通过药物、物理治疗或神经阻滞进行缓解。此外，相当部分慢性疼痛患者会出现焦虑、抑郁等心理症状。应关注其心理变化，必要时予以心理干预。

10 肺结节手术后的患者将来还会不会再有新的肺结节？

关于肺结节手术后患者是否会再次出现新的肺结节，可以从以下几个方面进行分析。

（1）良性结节

如果之前手术切除的肺结节病理结果证实为良性，那么手术结束后，患者再次发生肺结节的机会与常人相似。即使出现新的结节，通常也不意味着有恶性病变，只需要进行常规的定期随访。

（2）原位癌

如果手术切除的结节是原位癌（即肿瘤细胞尚未突

破黏膜层，属于癌前病变），那么在原部位再出现新发结节的风险与常人相近。只要手术切除彻底，在原手术部位再次发生新生结节的可能性较低。不过，对于这类患者，仍需要进行长期的随访观察，以确保病情得到及时监控。

（3）恶性结节

对于手术切除的结节是恶性的患者，尤其是ⅠA期肺癌患者，虽然术后 5 年无进展生存率约 95%，但仍有少部分患者在术后 5 年内有复发的风险，通常这个比例不超过 5%。特别是如果手术时发现有脉管侵犯，那么复发的风险会更大。因此，恶性结节患者术后需更加警惕，进行定期复查以监测病情。

即使原手术部位的结节已经切除并且随访观察没有复发，仍然可能在非手术部位出现新的肺结节。这种新生结节与之前的结节可能无关，可能是由患者自身的基因突变易感性所致。这意味着，即使手术切除了原来的结节，其他部位也有可能会出现新的结节。因此，对于恶性肺结节的患者，术后仍需要密切随访，以预防新的病灶出现。

11 肺结节术后复查又发现新的结节还能手术切除吗？

肺结节术后复查发现新的结节是一种常见情况。出现新的肺结节后，医生通常会根据结节的特征、大小、形态、患者的既往病史和整体健康状况来制定进一步的处理方案。

（1）评估新结节的性质

新发现的肺结节不一定意味着恶性，可能是良性病变。

CT 扫描： 医生会通过 CT 影像来评估新结节的大小、密度、形态，以及是否存在其他恶性征象（如分叶征、毛刺征、胸膜凹陷征等）。

对比以前的影像： 将新的 CT 扫描结果与术前或术后的影像进行对比，观察新结节的变化速度、形态特征等，判断其良恶性。

结节的增长情况： 如果新结节的直径较小且没有明显增长，可能会建议定期随访观察。相反，如果结节短期内迅速增长，则可能需要更密切的检查。

（2）决定是否需要进一步检查

如果影像学评估无法明确新结节的性质，医生可能会建议做 PET-CT 或非手术活检进一步检查以确诊。

（3）判断是否进行手术或干预

如果新的肺结节表现出恶性特征或在随访中持续增大，医生可能建议进一步的干预，包括手术或非手术治疗。具体选择取决于患者的整体健康状况、结节的特点及患者的个人意愿。

继续随访观察： 对于一些小结节（如直径小于 6mm 的结节），特别是没有高危因素的患者，通常建议定期随访，密切观察结节的变化。

再次手术： 如果结节显示出恶性特征或快速增长，可能需要通过手术进行切除。手术方案会根据结节的位置和患者的健康状况决定是再次进行肺叶切除、肺段切除，还是楔形切除。

其他治疗方式： 对于无法手术的患者，可以考虑其他治疗方式，如放疗、靶向治疗或免疫治疗，具体治疗方案取决于结节的类型和患者的基因检测结果。

12 肺结节术后要不要做基因检测，需要做哪些基因检测？

对于肺结节的手术标本是否需要进行基因检测，以及具体需要做哪些基因检测，主要取决于结节的病理性质、患者的个人情况及治疗需求。基因检测可以为后续的治疗（如靶向治疗、免疫治疗等）提供指导，尤其是在恶性肺结节的情况下。

1）**良性结节**：如果手术切除的结节被病理诊断为良性病变（如炎性结节、肉芽肿等），通常不需要进行基因检测，因为基因突变与良性病变无关，基因检测的结果对后续治疗没有实际指导作用。

2）**恶性结节**：如果手术切除的肺结节被诊断为恶性肿瘤，尤其是非小细胞肺癌（NSCLC），则建议进行基因检测。这类患者通过基因检测可以确定是否存在特定的驱动基因突变，从而指导术后的靶向治疗或免疫治疗。

如果病理诊断为原位癌或微浸润性腺癌，尽管这类病变恶性程度较低，但在某些情况下，医生也可能会建议进行基因检测，以判断是否存在未来转化为侵袭性癌症的风险。

在恶性肺结节中，尤其是非小细胞肺癌，基因检测[表皮生长因子受体（EGFR）突变、*ALK* 融合基因（间变性淋巴瘤激酶）突变、*ROS1* 融合基因突变、*KRAS* 突变、*BRAF* 突变、*MET* 扩增或突变、*HER2* 突变、*PD-L1* 表达]可以帮助确定适合的靶向治疗药物。在某些情况下，可能还会检测其他基因（如 *RET*、*NTRK*、*PIK3CA* 等）的突变或融合，这些突变为少见驱动基因，但随着靶向药物的发展，检测这些突变也有可能提供治疗选择。

对于恶性肺结节患者，手术标本的基因检测非常重要，可以为后续的靶向治疗和免疫治疗提供指导。基因检测可以有效帮助医生制定个体化的治疗方案，最大限度地提高治疗效果。

⑬ 高度怀疑恶性的肺结节如果不能手术，还有哪些治疗方法？

当恶性肺结节由于各种原因（如患者身体状况、结节位置复杂或病灶广泛等）无法手术时，还有多种非手术治疗方法可供选择，主要包括放疗、局部消融治疗、化疗、靶向治疗、免疫治疗等。这些治疗方法可以单独使用，也可以联合使用，具体的治疗方案取决于结节的病理类型、分期、患者的身体状况和基因检测结果等因素。通过多学科团队（MDT）的合作，制定个性化的治疗方案，可以最大限度提高患者的生存期并改善生活质量。

14 肺结节可以化疗吗？

（1）化疗的定义

化疗是使用化学药物来杀死快速分裂癌细胞的一种治疗方法。化疗药物通过全身作用，进入血液，影响全身各处的癌细胞，因此化疗不仅能对原发肿瘤有效，还能作用于可能已经扩散到身体其他部位的癌细胞。

化疗药物通过抑制癌细胞的分裂和繁殖，阻止其进一步增长和扩散。然而，化疗药物并不专门针对癌细胞，而是对所有快速分裂的细胞（包括健康细胞）都有影响，这也是化疗常引起一些副作用（比如骨髓抑制、胃肠道不适、脱发等）的原因。

（2）需要化疗的情况

肺结节是否需要进行化疗，取决于结节的性质、大小和是否存在淋巴结转移。一般来说，肺结节本身不需要进行化疗。然而，如果肺结节被诊断为恶性肺癌，并且符合化疗指征，则可以考虑化疗作为治疗手段之一。

如果肺结节被确诊为肺癌（包括非小细胞肺癌和小细胞肺癌），则化疗可以作为治疗方案的一部分。具体情况如下。

非小细胞肺癌（NSCLC）：这是最常见的肺癌类型。对于早期的非小细胞肺癌，化疗通常在手术切除后作为辅助治疗，以防止癌细胞复发或转移。对于晚期或无法手术的非小细胞肺癌患者，化疗可能是主要的治疗手段之一，结合靶向治疗或免疫治疗。

小细胞肺癌（SCLC）：小细胞肺癌是一种高度恶性的肺癌，进展迅速，往往在确诊时已经转移。对于小细胞肺癌，化疗是主要的治疗方法之一，通常与放疗或免疫治疗联合进行。

（3）化疗的适应证

1）**新辅助治疗（术前化疗）**：在一些情况下，化疗在手术前进行，以缩小肿瘤，使其更容易被切除。术前化疗还可以帮助评估癌症对治疗的反应，并可能提高手术的成功率。

2）**辅助治疗（术后化疗）：** 在一些患者中，手术切除肿瘤后，尽管肉眼下肿瘤已经被完全切除，但仍可能有微小残留的癌细胞未被发现，这些细胞可能导致将来的复发。化疗通过清除体内残留的癌细胞，可降低癌症复发的风险。术后化疗通常用于Ⅱ期或Ⅲ期癌症患者，也适用于某些高危的Ⅰ期患者。

3）**全身系统治疗：** 结节确诊为恶性肺癌，癌症已经扩散至肺外（如淋巴结、骨、肝或脑等部位），化疗可以用于全身性治疗，控制癌细胞扩散。化疗通过直接抑制或杀死癌细胞，可显著延长患者的生存期。小细胞肺癌是化疗较为敏感的类型，通常以化疗为主要治疗手段。对于晚期癌症或无法通过手术切除的肿瘤，化疗的主要目的是减轻症状、控制癌症进展、提高患者的生活质量并延长生命。

化疗经常与手术、放疗、靶向治疗或免疫治疗联合使用。化疗与放疗联合，可以增强放疗的效果，用于局部晚期肺癌等疾病。化疗＋靶向治疗：对于具有特定基因突变的癌症患者，化疗和靶向治疗的联合可以提高疗效。

（4）中医与化疗结合

中医药可以在肺癌化疗期间起到辅助作用，通过扶助正气等方法，帮助减轻化疗的毒副作用，提高患者的耐受性，改善生活质量。例如，针对化疗引起的恶心、呕吐、乏力等症状，中医可以使用相应的调理方法来减轻不适。

临床研究表明，中医药联合化疗不仅能减轻毒副作用，还能帮助调节免疫功能，降低复发和转移的风险，延长生存期，改善生活质量。这种优势互补的中西医协同配合的治疗模式，已成为肺癌综合治疗中不可或缺的重要部分。

15 肺结节可以放疗吗？

放疗（radiation therapy）是使用高能辐射来杀死癌细胞或抑制它们生长的一种治疗方法。放射线通过破坏癌细胞的 DNA，使其无法继续分裂和生长，最终导致癌细胞死亡。放疗可以用于治疗各种癌症，既可以单独使用，也可以与手术、化疗等其他治疗方式联合使用。

（1）肺癌放疗的主要形式

外照射放疗（external beam radiation therapy，EBRT）：通过外部放疗设备（如直线加速器）对肺部肿瘤进行辐射照射。这是最常见的肺癌放疗形式。

立体定向放射治疗（stereotactic body radio-therapy，SBRT）：SBRT 使用更高剂量的放射线精确地集中于较小的肿瘤区域，常用于治疗早期、局限性非小细胞肺癌，特别是那些不适合手术的患者。

全脑放疗（whole-brain radiation therapy，WBRT）：用于治疗肺癌脑转移患者，帮助控制肿瘤的扩散。

预防性脑放疗（prophylactic cranial irradiation，PCI）：小细胞肺癌患者常使用此种放疗方法，以防止癌症扩散到脑部。

（2）肺癌放疗的目的和意义

非手术患者：对于一些早期诊断明确的恶性结节患者，特别是那些因为身体状况不允许手术的患者，可以进行放疗。

小细胞肺癌：小细胞肺癌是一种高度恶性的肺癌，进展迅速，常在确诊时已经扩散。放疗通常与化疗联合使用，尤其是对于胸部和脑部的放疗，能够帮助控制肿瘤生长。对于小细胞肺癌患者，放疗也可以用于预防肿瘤转移至大脑。PCI 可以降低脑转移的风险，提高患者的生存率。

同步放化疗： 在局部晚期非小细胞肺癌中，放疗与化疗常常联合使用，称为同步放化疗，旨在增强放疗的效果。化疗药物可以使癌细胞对放射线更加敏感，从而提高治愈率。对于晚期或无法手术的肺癌患者，放疗可以帮助缩小肿瘤、减轻症状（如疼痛、咳嗽、呼吸困难、出血等），改善患者的生活质量。即使不能根治，放疗也可以有效控制病情，缓解不适。

尽管放疗在肺癌治疗中有显著的作用，但它也可能带来一些副作用，包括急性副作用，如疲劳、食管炎（导致吞咽困难）、恶心、皮肤反应（如红肿、脱皮）、咳嗽等。有时放疗后可能引发放射性肺炎、纤维化，甚至出现放射性心脏损伤等并发症。长期副作用的严重程度取决于放疗剂量和照射范围。

16　肺结节可以免疫治疗吗？

肺癌的免疫治疗主要是指免疫检查点抑制剂治疗。免疫检查点是人体免疫细胞上调节免疫功能的分子，肿瘤细胞能够通过激活免疫检查点，抑制免疫细胞的功能，使其无法识别和杀灭肿瘤细胞。这种机制类似于敌人在战场上伪装成友军，免疫细胞无法识别出肿瘤细胞作为敌人。

免疫检查点抑制剂是针对这一机制开发的药物，能够阻断肿瘤细胞与免疫细胞之间的抑制作用，恢复免疫细胞对肿瘤的杀灭作用。当前临床应用最广泛的免疫检查点抑制剂主要包括针对程序性死亡受体1（programmed death-1，PD-1）、其配体程序性死亡受体配体1（programmed death-ligand 1，PD-L1），以及细胞毒性T淋巴细胞相关抗原4（cytotoxic T lymphocyte-associated antigen-4，CTLA-4）的单克隆抗体。通过阻断这些抑制信号，免疫治疗能够去掉肿瘤细胞的"伪装"，让免疫细胞发现并精准打击肿瘤细胞。

目前，国内已有10余种免疫检查点抑制剂上市，如纳武利尤单抗、帕博利珠单抗、信迪利单抗等。免疫治疗相较于化疗、放疗、靶向治疗等传统治疗方法，是一种通过调节患者免疫系统来抗击肿瘤的创新疗法，能够使部分患者获得长期生存。对于PD-L1表达水平较低的患者，免疫治疗的效果较差。

肺结节的主要治疗手段以手术为主，对于无法手术切除的肺癌患者，免疫治疗可能成为一个潜在的治疗方案。免疫治疗作为晚期肺癌治疗的重要手段之一，可以延长患者的生存期。尽管免疫治疗不适合所有患者，但对于 PD-L1 高表达或对传统治疗无效的患者，它提供了重要的治疗选择。值得注意的是，免疫治疗可能引起免疫性肺炎等严重不良反应，需要由临床医生进行综合评估后再进行选择。

17 肺结节可以靶向治疗吗？

靶向治疗是一种通过干扰癌细胞生长和分裂所依赖的特定分子通路来治疗癌症的方法。与传统的化疗不同，靶向治疗专门作用于癌细胞中特定的分子或基因突变，从而减少对正常细胞的损害。靶向药物通过抑制与癌细胞增殖、血管生成或信号传导相关的特定靶点，阻止癌细胞生长或促进其死亡。

研究发现，多原发肺癌术后残留磨玻璃结节患者如有 EGFR 突变，使用靶向治疗可取得一定疗效，应答率 33.3%、客观缓解率 19.7%，明显高于观察组。但靶向治疗肺结节仍在探索阶段，尚需更多临床证据验证其疗效与安全性。

肺癌的靶向治疗适用于那些经过基因检测确认存在驱动基因突变的患者，特别是对于非小细胞肺癌患者。靶向治疗的使用主要取决于以下几种情况。

（1）基因检测是靶向治疗的前提条件。对于诊断为非小细胞肺癌的患者，医生会建议进行基因检测，以确定是否存在如 *EGFR*、*ALK*、*ROS1* 等驱动基因突变。对于具有明确基因突变的晚期非小细胞肺癌患者，靶向治疗通常作为一线治疗使用，因为其疗效通常优于传统化疗，并且副作用更少。患者通常通过口服靶向药物进行治疗。

（2）对于那些经过化疗或放疗后病情进展的患者，尤其是未进行过基因检测的患者，医生可能会建议进行基因检测。如果检测到驱动基因突变，则可以使用相应的靶向药物。靶向治疗不仅适用于初诊患者，也适用于在治疗后复发的患者。某些患者在靶向治疗后可能会出现耐药性，此时可以使用第二代或第三代靶向药物来继续控制疾病。

（3）靶向治疗也可以作为手术后的辅助治疗，帮助清除可能残留的癌细胞，并防止癌症复发。对于一些高风险患者，在手术后可以继续接受靶向药物治疗，以最大限度地降低复发的风险。靶向治疗还可以与其他治疗方式（如免疫治疗、化疗或放疗）联合使用，以增强整体疗效。在驱动基因突变的患者中，靶向药物与免疫药物的联合使用可能会更有效地抑制肿瘤生长。

靶向治疗是一种基于特定基因突变来治疗肺癌的精准治疗方式，适用于那些检测出驱动基因突变的患者，特别是非小细胞肺癌患者。靶向治疗能够显著延长患者的生存期，副作用相对较少，是目前晚期或复发性肺癌患者的重要治疗选择之一。

18 不同年龄人群的肺结节处理方式有何不同？

（1）青年人发现肺结节应注意的事项

肺癌风险较低：在没有其他肺癌风险因素（如吸烟史、家族史等）的情况下，年轻人肺癌的发病率较低，因此对肺结节的处理通常比较保守。

常规随访：对于年轻患者的小结节（如小于6mm），医生通常建议定期随访，通常每年一次CT扫描，以监控结节的变化。如果结节保持稳定或无恶性特征，一般不需要立即介入治疗。

更注重良性病变：年轻患者中，结节更可能是良性病变，如炎症、感染或结核病等，因此医生在判断时通常会优先考虑这些情况。

（2）中年人发现肺结节应注意的事项

肺癌风险增加：随着年龄的增长，尤其是在 40 岁以上，肺癌的风险逐渐增加。对于 40 岁以上的患者，如果发现肺结节，尤其是有高危因素（如吸烟史、家族肺癌史），医生会更加重视，可能建议更频繁的随访。

更密集的随访：对于中年患者，尤其是 40 岁以上的有风险因素的患者，医生通常建议在 6 ~ 12 个月进行 CT 复查。结节的大小和形态变化会决定后续随访的频率。

早期干预可能性增加：结节的恶性风险较高（如直径超过 8mm 或伴有实性成分），医生可能建议进一步的检查（如 PET-CT 或活检）或早期手术干预。

（3）老年人发现肺结节应注意的事项

肺癌风险较高：60 岁以上的患者，特别是吸烟者或有其他肺癌高危因素的群体，肺结节的恶性风险显著增加。因此，老年人每年应进行肺癌筛查，发现肺结节后随访筛查的时间频率也较青年人更频繁。

较为积极的检查和干预：在老年人中，医生会更倾向于密集随访或更早进行活检或手术。对于直径大于 8mm 或具有实性成分的结节，医生可能建议更早的手术切除，以降低癌变的风险。

综合考虑患者健康状况：由于老年患者可能伴有其他健康问题（如冠心病、肺功能减退等），医生在决定治疗方案时会综合考虑患者的整体健康状况。如果患者不能耐受手术，医生可能会选择其他非手术手段（如放疗或靶向治疗）。

（4）高龄患者发现肺结节应注意的事项

个性化管理：对于 80 岁以上的高龄患者，肺结节的管理通常更加个性化。由于年龄较大，患者可能伴有多种慢性疾病，身体对手术或其他侵入性治疗的耐受性降低。

倾向于保守随访：如果高龄患者的肺结节没有恶性特征，医生通常会建议保守随访，尤其是对于小结节或生长缓慢的磨玻璃结节，避免过度治疗。

关注生活质量：对于高龄患者，医生在制定治疗方案时会更加注重患者的生活质量，而不是仅仅追求治疗的积极性。对于一些可能有恶性潜力的结节，如果患者身体条件允许，医生也会考虑手术或其他治疗方案，但前提是患者能够耐受这些治疗。

中医治疗

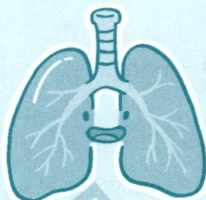

1 哪些患者是中医药治疗肺结节的优势人群？

中医药治疗肺结节的优势人群主要包括以下几类患者。

（1）有临床症状的患者

在传统的认知中，肺结节被认为无明显的症状和体征，但随着人们生活节奏的加快和健康保健意识的提高，在调查中显示，被发现有肺结节的患者，有着沉重的心理负担和躯体功能障碍。中医药通过扶正祛邪等方法，能够帮助改善患者的整体体质，减轻不适症状，提升生活质量。

（2）不适合或不愿接受手术或西医治疗的患者

对于因手术风险较高或心理上恐惧手术的患者，中医药提供了一种相对温和且安全的保守治疗选择。在

NCCN 肺癌筛查指南中，专家建议强调了医患共决策的重要性，意味着肺结节，尤其是体积较小的肺结节，手术与否，须征求患者的同意。中医药治疗可以改善患者的身体状态，为手术等进一步治疗做准备，或者在患者拒绝手术的情况下，辅助控制病情。多发性肺结节人群由于病灶较多，可能难以通过手术彻底切除，而中医药在预防结节复发方面显示出优势。通过中医药干预，可以控制结节的发展，减少肺功能的损伤，避免延误对其他病灶的治疗。这类患者通过中医药的长期调理，可以提高身体免疫力，减少结节的增长或新生。

中医药治疗对体质虚弱、有慢性病、不愿或不适合手术治疗的患者，以及在多发性肺结节的预防和治疗中，具有显著的优势。通过中医药的干预，能够减缓结节进展、改善症状、提升患者生活质量。

2 肺结节各个阶段应用中医药的作用是什么?

在肺结节的各个阶段，中医药治疗可以起到不同的作用，帮助患者控制结节发展、改善症状、提高生活质量。以下是中医药在肺结节各个阶段的作用。

（1）早期肺结节阶段（结节较小，无明显症状）

中医药在早期肺结节阶段的主要作用是预防结节进一步发展。通过扶正祛邪等方法调节体质，中医药可以帮助稳定结节，避免其增大或恶性变化。

适用人群： 小于 8mm 的肺结节，定期随访无明显变化的患者。

（2）随访观察期

在肺结节的随访期，中医药可用于辅助维持结节稳定，减少结节的体积增大或恶性转化风险。通过调节患者的整体健康，改善结节引发的轻微症状（如偶尔的咳嗽、胸闷等）。

适用人群： 未出现恶性迹象，但随访期结节仍需定期监控的患者。

（3）中期发展阶段（结节增大，出现症状）

中医药在结节增长或出现症状时，能够起到改善症状、控制结节发展的作用。通过扶正祛邪，缓解肺结节带来的症状，如咳嗽、胸痛、呼吸不畅等。减缓结节的进展速度，减少恶性转化的可能性，并缓解患者的症状，改善整体健康状况，或为手术等进一步治疗做准备。

适用人群：结节有所增大且伴随症状的患者，或有中期风险的结节患者。

（4）术后或治疗后的康复阶段

在肺结节的手术或放化疗后，中医药可以帮助患者加速身体恢复，预防复发。促进术后伤口愈合，减少术后并发症或复发风险，减轻放化疗带来的不良反应。

适用人群：术后康复或放化疗后的患者。

（5）肺结节无法手术的阶段

影像学高度怀疑为恶性但无法进行手术的患者，中医药治疗可以起到缓解症状、提升患者生活质量的作用。中医药通过扶正祛邪改善肺部功能，减轻肺结节带来的咳嗽等症状，帮助患者获得较好的生活质量。配合化疗、放疗、靶向治疗等治疗方法，可获减毒增效之功。

适用人群：肺结节或因年龄、身体条件不适合手术的患者。

中医药在肺结节的各个阶段都能发挥重要的作用，从预防早期结节发展、稳定随访期结节，到控制中期症状、帮助术后康复，再到缓解晚期症状。中医药通过扶正祛邪等方式，为肺结节人群提供了一种全程管理和治疗的方案，有助于提升整体生活质量，减少疾病的恶性进展。

3 什么样的肺结节无须服用中药？

对于直径小于 6mm，随访过程中没有出现明显增大、形态异常或实性成分增加迹象稳定的肺结节，如果经过中医证候评价后，患者无明显的中医证候，则无须进行中药治疗。

但对于直径 ≥ 6.0mm 的纯磨玻璃肺结节，即使无明显证候表现，临床医生也可以基于肺结节的病理特点和肺的生理特性进行中医治疗。

对于无证候表现或病情稳定的肺结节人群，中药治疗不是必需的选择，临床医生通常建议通过定期筛查和随访管理肺结节的发展。

4 肺结节随访观察阶段适合中医治疗吗？

在肺结节随访观察期，特别是对于小于 8mm 的肺结节，国际和国内指南通常建议进行规律随访，而缺乏明确的内科治疗手段，中医药具有早期整体识别肺癌高风险人群肺结节恶性风险并预防其恶性进展的作用，为肺结节提供了早期干预手段，并具有以下优势。

（1）缩小结节体积

研究表明，使用扶正祛邪的中医治疗方法可以在一定程度上缩小肺结节的体积。这些方法能够调节体内气血，促进肺部病变的吸收和消散，起到控制病情进展的作用。

（2）改善患者的躯体功能与不适症状

中医药通过调理身体的整体状态，能够改善患者的乏力、咳嗽等不适症状。特别是对于体质虚弱或慢性病患者，中医的治疗有助于增强体质，提高身体抵抗力。

（3）提供手术之外的治疗选择

对于不适合手术的患者，中医药可以作为替代治疗选择。通过中医药调理，能够在一定程度上控制病情，同时也能提升患者的生活质量。

中医药在肺结节的随访观察期为患者提供了有效的治疗途径，特别适用于小于 8mm 的结节患者。通过中医药调理，既可以控制结节的进展，还能够提升患者的生活质量，减少不必要的医疗干预，并在一定程度上预防新发结节。

5 高度怀疑为恶性的肺结节可以服用中药治疗吗？

确诊为恶性肺结节后，中医在改善体质及预防复发方面具有积极作用，但通常不应作为单一的治疗手段。中药可以与手术、放疗、化疗等西医治疗方法相结合，帮助减轻治疗的副作用，增强患者的体质，改善生活质量。中医可以根据患者的具体症状和体质进行个体化的调理，缓解恶性肺结节引起的不适症状，如咳嗽、气短、乏力等。术后或经过西医治疗后的患者可以通过中药调理，预防肺结节的复发或转移。

恶性肺结节的治疗应在专科医生的指导下进行，综合考虑中西医的优缺点，以确保最佳治疗效果。

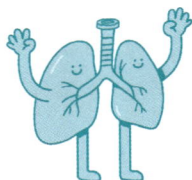

6 肺结节术后可以服用中药吗？需要服用多久？

近年来，中医药在肺癌术后刀口疼痛、肺部感染、胸腔积液的处理上，显示出了一定的治疗优势。恶性肺结节术后患者服用中药，在术后的康复过程中可以起到多方面的积极作用，如增强免疫力、促进术后康复、预防复发、改善生活质量等。

恶性肺结节术后，患者可以服用中药进行康复调理。通常在术后 1 个月左右进行短期调理以促进恢复，若患者体质虚弱或复发风险较高，中药的服用时间和疗程应根据患者的个体情况、术后康复情况及医生的建议来决定。患者应定期复查，并在医生的指导下调整中药的剂量和疗程。

7 化疗过程中可以服用中药吗？

化疗过程中可以服用中药，可以起到增效减毒的作用。中药可以有效缓解化疗带来的不良反应，改善患者的生活质量，并增强化疗的疗效。

缓解化疗副作用：化疗不仅能杀死肿瘤细胞，还会破坏正常细胞，导致消化系统、骨髓、神经系统等多种不良反应。中医学认为，化疗属"攻伐"性质，损伤患者的气血津液，尤其影响胃肠和骨髓功能。使用健脾益气、补益肝肾的中药，可以减少这些不良反应，尤其是胃肠道反应和骨髓抑制。

提升化疗疗效：中药可以提高化疗的整体疗效，增强患者的体质和免疫力，使患者能够更好地承受化疗的强度，从而达到更好的治疗效果。

中药的使用应在医生的指导下进行，尤其是在化疗过程中，需要根据患者的具体情况选择合适的中药，以确保中药和化疗药物的兼容性，避免影响化疗的疗效或引发不良反应。

8 放疗过程中可以服用中药吗？

放疗过程中可以服用中药，中药在放疗中的增效减毒作用已被多项研究证实。放疗治疗肺癌的原理是通过诱导病变部位的 DNA 损伤来杀死肿瘤细胞，但同时也会对正常组织产生损害，尤其是引发放射性肺炎和白细胞减少等不良反应。中医学认为，放疗属于"燥邪"，易伤肺兼伤津耗气，因此中医药辅助治疗可以通过益气养阴、清热凉血、解毒的作用，帮助减轻放疗的不良反应。

缓解放疗副作用：放疗常引起放射性肺炎、白细胞减少、放射性食管炎等不良反应。中药通过调节机体的免疫功能，减少放疗引起的正常细胞损伤，帮助减轻这些副作用。临床研究证明，服用中药可以降低放射性肺炎、放射性食管炎、白细胞减少症的发生率。

提高患者生活质量：中药可以提高患者的体质和免疫力，缓解放疗带来的疲倦、口干、咽干等症状，帮助患者更好地耐受放疗，提高生活质量。

中药的使用需要在医生的指导下进行，特别是在放疗期间。中药的使用需要结合患者的具体情况、放疗的强度和部位，避免干扰放疗效果，同时确保安全性。

9 免疫治疗过程中可以服用中药吗?

免疫治疗过程中可以在医生的指导下服用中药，中药与免疫治疗的联合使用已经逐渐成为一种有效的辅助治疗策略。中药在提高免疫治疗的疗效、减轻副作用、改善患者的生活质量方面发挥着积极的作用。然而，是否服用中药应根据具体的临床情况来决定，特别是在免疫治疗期间，需要谨慎评估中药与免疫治疗药物之间的相互作用。

提高免疫治疗疗效： 中药通过调节患者的免疫系统，能够增强免疫检查点抑制剂的效果。

减轻免疫治疗副作用： 免疫治疗可能导致免疫相关的不良反应，如皮疹、肝炎、肺炎等。中药能够通过调节机体的整体功能，帮助减轻这些不良反应。

改善患者生活质量： 免疫治疗期间，患者可能会出现诸如乏力、食欲不振、精神萎靡等症状。中药可以通过调理脾胃、补气养血等方法，帮助患者缓解这些症状，提高生活质量。

免疫治疗过程中可以服用中药，但应在医生的指导下进行。中药在增强免疫治疗效果、减轻副作用、提高患者生活质量方面具有积极作用。然而，患者需要特别注意中药与免疫治疗药物之间的相互作用，避免产生不良反应。医生根据患者的具体情况，个体化制定中药治疗方案，以确保其安全性和有效性。

10　靶向治疗过程中可以服用中药吗?

在靶向治疗过程中可以服用中药，但需要在医生的指导下进行。中医药的辅助作用可以帮助缓解靶向治疗的副作用，延缓耐药性的产生，提高患者的生活质量。结合中医药和靶向治疗的多学科治疗模式已逐渐成为非小细胞肺癌（NSCLC）治疗中的重要方向之一。

延缓耐药性: 靶向药物，如 EGFR 酪氨酸激酶抑制剂（TKI），在治疗 NSCLC 中具有显著疗效，但随着治疗时间的延长，患者可能会产生耐药性。研究表明，中医药可以通过调节患者的免疫系统、改善肿瘤微环境等途径，帮助延缓 EGFR-TKI 的耐药性发展，延长患者的无进展生存期（PFS）。

缓解副作用: 靶向治疗常常伴随如皮肤毒性反应、胃肠道反应、肝功能损害等副作用。中医药的使用能够减轻这些不良反应，从而提高患者的耐受性和生活质量。

提高疗效和生存率: 临床研究表明，中医药联合 EGFR-TKI 的治疗能够改善中晚期 NSCLC 患者的无进展生存期、一年生存率和两年生存率，甚至提高患者的客观回应率（ORR）。同时，中医药的加入可以提升患者的生活质量评分（KPS评分），帮助患者更好地应对治疗过程。

中药的使用应根据患者的具体情况，结合靶向治疗的疗效和副作用表现，制定个体化的治疗方案。医生会根据患者的体质、病情和治疗反应，调整中药的剂量和使用方法。

11 中医治疗肺结节的治疗原则是什么？

根据肺结节"气机失调为本，津液代谢失常，痰瘀互结于肺"的基本病机和"扶正培本"防治肿瘤的基本方法，结合花宝金教授多年临床实践与科研成果，逐渐总结、形成了"调气解毒"预防与治疗肿瘤的学术思想。基于中医的整体观念和辨证论治，结合现代临床实践，将花宝金教授的学术思想"调气解毒"运用于肺结节的治疗，总结出以下四大治疗原则。

（1）健脾益气，扶正固本

肺结节的病理根源在于正气亏虚，正虚机体无力调摄内外，气血不足，营卫不荣，邪气聚而不除，久而成积。对于属癌前病变范畴的肺结节，与肿瘤类似，正虚仍是其发病的根本原因。"肺为主气之枢，脾为生气之源"，治疗应以补肺健脾益气为基础。

（2）宣降肺气，通利水道，调节津液代谢

痰湿是形成肺结节的主要病理因素。肺通调水道，脾运化水湿，肺脾两脏皆为调节水液代谢的重要脏器。其标在肺，其本在脾，痰之动主于脾，痰之成贮于肺，故治应宣肺化痰，健脾燥湿，降肺气，实脾土，恢复气机升降。因此治疗中应注重宣肺化痰、健脾利水。

（3）解郁行气，调畅情志

情志的变化对气机调节有直接影响，肝郁气滞会导致气血运行不畅，进而加重肺结节的形成。疏肝行气、养心安神的方剂，能够调节情志，特别是对于情绪波动较大的患者，配合心理疏导，可减轻焦虑和恐惧情绪，有助于病情恢复。

（4）攻调兼施，化痰祛瘀，解毒消结

在肿瘤形成的过程中，痰凝与血瘀是关键的病理因素，痰瘀互结日久会化生为"毒"，引发恶性病变。辨证施治，常用化痰祛瘀之法结合清热解毒散结的药物。

12 中医治疗肺结节有哪些治疗方式?

（1）中药内治法

根据患者的症状、体质和病情辨证施治，采用口服中药汤药进行治疗。常见的治则包括理气解郁、化痰散结、益气养阴、活血化瘀等。

（2）中医外治法

针灸：肺结节早期和稳定期，使用针刺疗法调节肺气，选择穴位如肺俞、大椎、天突等，通过疏通肺络、化痰祛瘀，以调节气血循环。

穴位贴敷：采用药物贴敷在特定的穴位，如神阙穴、肺俞穴等，使用白芥子、细辛等温经通络的药物，有助于活血化瘀、散结化痰。

其他疗法：如艾灸、透皮给药系统等，利用温热作用或药物渗透，加速局部的血液循环，祛除痰瘀，达到预防或抑制肺结节发展的效果。

总体来看，中医治疗肺结节通过内外结合、整体调理的方式，既能够减轻症状，还可在一定程度上预防肺结节的恶性进展。

13 肺结节如何进行辨证论治？

（1）辨证分型

1）肺脾气虚证

临床表现：患者表现为久咳不止、气短而喘、咳声低微，咯痰清稀、食欲不振，腹胀便溏、面色㿠白无华，气短，神疲乏力、声低懒言，或见面浮肢肿。舌淡，苔白滑，脉弱。

治法：益气健脾，补肺散结。

方剂：补中益气汤。

2）气虚血瘀证

临床表现：患者表现为面色淡白或暗滞、倦怠乏力、少气懒言、胸胁或其他部位疼痛如刺，痛处固定不移、拒按。舌淡暗或有紫斑、紫点，脉涩。

治法：补气活血。

方剂：补中益气汤合血府逐瘀汤。

3）痰湿阻肺证

临床表现：患者表现为咳嗽气喘、痰多色白，或喉中哮鸣、胸闷。舌淡，苔白腻或白滑，脉濡缓或滑。

治法：宣肺化痰。

方剂：三子养亲汤合二陈汤。

4）痰瘀互结证

临床表现： 患者表现为肢体麻木、胸闷多痰，或痰中带紫暗血块。舌紫暗或有斑点，苔腻，脉弦涩。

治法： 行气活血，化痰散结。

方剂： 二陈汤合血府逐瘀汤。

5）气阴两虚证

临床表现： 患者表现为干咳无力、气短而喘、少气懒言、咯痰清稀或痰少而黏，声低或音哑、五心烦热。舌淡苔白或舌红少津，脉弱或细数。

治法： 益气养阴。

方剂： 生脉散合补肺汤。

6）痰热蕴肺证

临床表现： 患者表现为咳嗽、气喘息粗、胸闷，或喉中痰鸣、咯痰黄稠量多，或咯吐脓血腥臭痰、胸痛、发热、口渴。舌红，苔黄腻，脉滑数。

治法： 清热化痰，宣肺散结。

方剂： 清金化痰汤或泻白散合黛蛤散。

（2）药物加减

根据单一证型，酌情进行药物加减。

气虚证：黄芪、党参、人参。

气滞证：香附、柴胡、青皮、川芎。

阴虚证：北沙参、麦冬、百合、石斛、桑白皮。

阳虚证：附子、干姜、巴戟天。

血瘀证：桃仁、红花、川芎、香附。

痰郁证：海浮石、香附、姜胆南星、苍术、瓜蒌。

湿阻证：豆蔻、苍术、厚朴、川芎、茯苓。

热郁证：栀子、青黛、香附、苍术、川芎。

此外，建议在治疗肺结节时酌情加入软坚散结类药物（如海浮石、海蛤壳等）或解毒类药物（如蒲公英、山慈菇、全蝎、蜈蚣、金银花、连翘等）。如果没有明确证候，可以根据肺的生理特性或辨体质酌情给药。药物应在医师指导下使用。

14 肺结节可以针灸治疗吗？

针灸作为中医传统疗法之一，通过刺激人体穴位与经络，可调节气血运行，促进身体康复。对于肺结节人群，针灸可以起到一定的辅助治疗作用，如缓解咳嗽、气短、胸痛等不适症状。针灸还可以帮助调节患者的免疫功能，增强机体抵抗力，从而有助于肺结节的稳定或改善。李光熙教授根据多年临床经验，提出从"玄府 - 气液 - 肺络"理论辨治肺结节，针刺方法总结如下。

肺结节发病初期及稳定期：肺气怫郁不舒，以疏汗孔、溢奇邪为主。针刺选用肺俞、大椎、天突、风池、合谷、太冲等穴位以宣散结聚之气。

痰瘀互结或癌毒入络型：通过针刺治疗结合行气化痰、活血散瘀的方法，辅以温经、行气、化痰、祛瘀、补益之法，使肺络气血通畅，毒随之而消。针刺选用肺俞、膈俞、气海、足三里、丰隆等穴位固本祛邪。

通过针刺可以疏通气机，宣散结聚、化痰散结，帮助改善患者的症状，并在一定程度上抑制结节的进展。根据患者的证型不同，选用相应的穴位进行治疗，以达到最佳的疗效。

15 肺结节可以穴位贴敷吗？

穴位贴敷在中医治疗肺结节时，通过将药物贴敷于特定穴位，可以有效调理肺络气血、化痰散瘀。常用的穴位和药物的作用如下。

（1）常用穴位

神阙穴：与百脉相通，是五脏六腑及四肢百骸的枢纽。

背俞穴：其中肺俞穴能令肺气充沛，膈俞穴又有调气和血之功。

（2）药物选择

在药物选择上亦遵循内治之法，药物分为五大类，根据患者不同病机进行配伍，具体如下。

温经通络药：祛除肺络中的寒湿，温经散寒，常用于寒湿滞肺型结节。代表药物有川乌、草乌、羌活、独活、威灵仙、肉桂等。

行气通络药：疏通肺络中的气滞，调畅气机，常用于气滞型结节。代表药物有丁香、降香、薤白、麝香等。

化痰通络药：祛除肺络中的痰湿，化痰散结，常用于痰湿壅滞型结节。代表药物有白芥子、石菖蒲、天南星等。

祛瘀通络药：通行肺络中的瘀滞，活血化瘀，常用于瘀血阻滞型结节。代表药物有当归、川芎、丹参、三棱、莪术等。

补养肺络药：调补肺络虚损，增强肺气，常用于虚证型结节。代表药物有黄芪、党参、白术等。

在临床中，可以配伍使用藤类药物，如大血藤、络石藤、忍冬藤，以通经入络，达到增强活血通络的效果。此外，还可以配伍使用水蛭、土鳖虫等药物，以帮助搜剔肺络中的伏邪，进一步增强化瘀散结的效果。

16 肺结节可以艾灸吗？

外治法与内治法同理，皆能达到扶正祛邪、防病治病的目的。临床常在任脉、督脉、膀胱经上施以灸法。辛热之药能令郁结开通，气液宣行，故外用药物通常选麻黄、桂枝、干姜、细辛、生姜汁等芳香轻灵、辛热宣通之品，既能直开玄府、鼓邪外出，又能利于药物的透皮吸收，适用于痰湿壅滞、寒邪滞肺的患者。艾灸可以通过温阳散寒、化痰通络，缓解肺部痰湿的堆积。对于体质虚寒、气血不足的患者，艾灸能够补益肺气、增强身体的抗病能力。

艾灸时要避免过热，以防烫伤皮肤。艾灸适用于虚寒性体质的患者，但不宜在燥热体质或实热证患者身上使用。艾灸过程中要保持皮肤清洁，避免感染。

17 中医药治疗肺结节需要随访复查吗？

　　中医治疗肺结节需要定期随访复查。随访复查的目的是监测结节的变化情况，评估治疗效果，并及时调整治疗方案。通过影像学检查（如胸部 CT 检查），随访可以了解肺结节的大小、形态是否有变化，判断中医治疗的效果。随着病情的变化，中医治疗方案可能需要根据患者的症状和体质进行调整，确保治疗的个性化和有效性。定期复查有助于早期发现可能的并发症，如结节的恶化或其他相关病症，及时采取相应的治疗措施。随访还可以评估患者的整体健康状况，包括症状缓解情况、生活质量等，帮助医生做出全面的治疗决策。

18 中医药治疗肺结节如何进行疗效评价？

　　中医治疗肺结节的疗效评价可以通过现代科技与传

统中医结合的方式，综合影像学、证候评估、患者生活质量等多个层面进行多维度的分析。以下是具体的疗效评价方法。

（1）影像学评价

现代科技的快速发展为中医疗效评估提供了客观化手段，如影像学是望诊的现代化延伸，在肺结节疗效评估中不可或缺，用于观察肺结节的大小、形态、密度等特征。疗效的评价可以通过 CT 或其他影像学手段对比肺结节在中医治疗前后的变化来实现。

（2）证候评估

结合中医四诊（望、闻、问、切），对患者的证候进行综合评估。

（3）生活质量评估

通过科学的量表，如生活质量评分量表，评估中医治疗对患者整体生活质量（包括体能状态、心理状况、症状）的改善情况。

（4）风险级别与手术率

结合现代化的数学建模和大数据分析技术，评估肺结节的风险级别及患者在中医治疗后的手术需求率是否降低。通过 Mayo 模型、Brock 模型等恶性概率模型评估肺结节的恶性风险变化。通过中医治疗是否降低了患者接受手术的必要性。

中医治疗肺结节的疗效评价应通过影像学变化、核心证候改善、生活质量改善等多维度指标来综合评估。同时，借助现代科技和大数据分析，进一步提高对中医药干预肺结节的有效性和精准性评价。

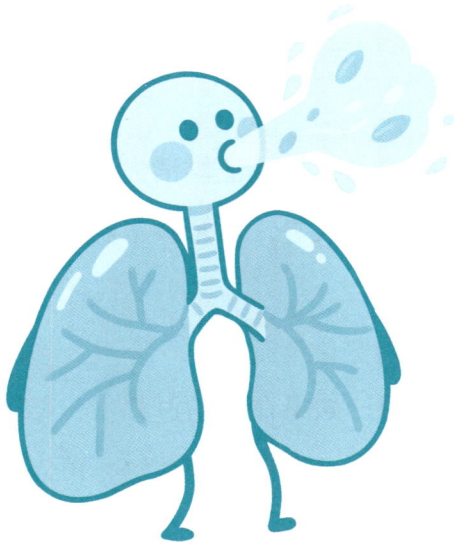

19 肺结节人群服用多长时间中药合适？

肺结节人群服用中药的时间应根据结节的类型、患者的体质、症状表现及疗效评估等因素来综合决定。以下是影响中药治疗时间的主要因素和一般建议。

（1）证候改善情况

有证候的患者： 如果患者经诊断确有中医证候，中药治疗的时间应根据症状的改善情况来决定。一般疗程为 3～6 个月，根据复查结果及症状变化来决定是否继续服用中药。

无证候的患者： 如果证候消失且复查影像学检查显示结节稳定或有所改善，可暂停中药治疗，并建议进入随访观察阶段。

（2）结节的变化情况

稳定性结节： 如果在随访过程中，结节的大小、形态没有明显变化，且患者症状缓解，可以考虑减少药物剂量或暂停中药治疗。

增大或恶化的结节： 如果结节在中药治疗过程中没有缩小或出现增大，应结合医生建议进一步明确性质，或及时调整治疗方案，时间可延长至 6 ~ 12 个月或更长。

　　肺结节人群服用中药的时间应根据证候表现、结节变化、体质状况和治疗效果来综合确定。一般治疗时间为 3 ~ 6 个月，若结节稳定或改善可停止服用中药，而体质虚弱或慢性病患者可能需要长期调理。定期随访和影像学评估是调整治疗时间的关键依据。

20　随访 5 年后肺结节无明显改变还需要继续服用中药吗？

　　随访 5 年后，如果肺结节没有明显改变，是否继续服用中药应根据患者的具体情况、体质和证候表现来决定。

（1）影像学评估

　　结节无明显变化：如果在 5 年随访中，结节的大小、形态、密度等未发生变化，且没有恶性征象，一般认为结节是良性的或稳定的。亚实性结节或需更长的随访时间。但 5 年间稳定的结节患者，通常不需要继续服用中药，只需定期随访观察。

（2）患者体质与证候

体质偏颇或有特征性证候的患者： 如果患者即使在结节无变化的情况下，仍然有气虚、痰湿等证候表现，或有长期慢性病，建议可以继续中药调理，以改善整体体质、预防疾病复发。中药的使用可以从治疗转为保健性调理。

无症状的患者： 如果患者没有明显的证候表现，也没有任何肺部相关症状，如咳嗽、气短等，通常可以不再继续服用中药。

（3）中药的预防作用

中药在某些情况下可以起到预防肺结节复发的作用，特别是对于有较高复发风险的患者，适当的中药调理可以增强免疫力，预防新的结节形成。

5年随访后是否继续服用中药应由临床医生根据影像学结果、患者的体质、证候表现等综合评估后决定。对于体质较虚弱、风险较高的患者，医生可能会建议继续服用中药进行调理；而对于健康状况良好且结节稳定的患者，医生可能会建议停止中药治疗。

21 服用中药期间的注意事项是什么?

服用中药期间的注意事项主要包括以下几个方面，以确保中药的疗效最大化，避免不良反应。

（1）遵从医嘱

中药的服用时间、剂量和疗程应按照医生的建议执行，不可自行更改剂量。中药的成分和药效复杂，不能自行添加药物或更换药方，应始终在医生的专业指导下进行。不同患者的体质、病情和反应不同，医生会根据具体情况调整中药方剂，因此不要根据他人的经验随意用药。

（2）注意饮食禁忌

避免辛辣刺激性食物： 服用中药期间，避免过度摄入辣椒、大蒜、酒、浓茶、咖啡等辛辣刺激性食物。

药物相互作用： 中药与西药之间可能存在相互作用，在服用中药时，需告知医生是否正在进行靶向治疗、放疗、化疗或免疫治疗，以便医生调整药物方案。同时服用中药和西药，通常建议两者间隔半小时服用，以减少药物之间的相互影响。

（3）观察身体反应

关注不良反应：中药虽副作用相对较少，但部分患者可能会对某些成分过敏或不适，如出现腹泻、恶心、皮疹等不适，应立即停药并就医。

定期检查：在长期服用中药的过程中，应定期复查，监测身体状况和药物效果，医生可根据复查结果调整药方。

服用中药期间应严格遵循医嘱，注意饮食禁忌、药物相互作用和身体反应，定期复查并保持良好的心理状态。任何不适或疑问都应及时咨询医生，避免自行调整治疗方案。

22 长期服用中药会"伤肝"吗？

长期服用中药是否会"伤肝"需要具体情况具体分析。中药本身并不一定伤肝，但如果长期服用不适合的中药或不按照医生的指导使用，确实有可能对肝脏造成负担或损害。

如何避免"伤肝"风险？

遵循医嘱：在专业医生的指导下使用中药，避免长

期、大剂量服用有毒性或刺激性的中药。中医讲究辨证
施治和配伍用药，很多中药的毒性可以通过合理配伍得
以降低。因此，药物的科学搭配有助于减少对肝脏的损
害，避免自行加药或调整剂量。

定期监测肝功能：对于需要长期服用中药的患者，
建议定期进行肝功能检查，监测肝脏的健康状况。一旦
发现肝功能异常，需及时调整药物方案。

长期服用中药是否"伤肝"取决于药物的种类、用
药方式及个体差异。本身有肝病史的患者，必须在专业
医生的指导下使用，以免加重肝脏负担。长期服用其他
药物（如化疗药等）的人群，肝脏负担较大，使用中药
时需避免药物相互作用。在专业医生的指导下合理用
药，严格控制剂量和疗程，定期监测肝功能，可以大大
减少肝损伤的风险。对于有肝脏基础疾病的患者，使用
中药时应更加谨慎。

23 长期服用中药会"伤肾"吗？

长期服用中药是否会"伤肾"也需要具体分析。中
药在合理使用时通常不会对肾脏产生伤害，但如果使用

不当，确实有可能对肾脏造成影响，关键在于药物种类、用药方式、个体差异等方面的因素。

如何避免中药"伤肾"？

遵循医嘱： 在专业医生指导下合理使用中药，避免长期、大剂量使用可能含有毒性或对肾脏有潜在危害的药物。不要自行加量、停药或混用其他中药或西药。肾功能不全者尤其要在专业医生的指导下进行中药治疗。确保使用的药物来源正规，避免使用含有重金属或可能存在毒性成分的药物。

定期监测肾功能： 对于长期服用中药的患者，建议定期进行肾功能检查，监测是否有肾脏损伤的迹象。一旦出现肾功能异常，需及时调整用药。

长期服用中药是否会"伤肾"取决于药物的种类、用药方式及个体差异。在专业医生的指导下合理用药、定期监测肾功能，通常可以避免肾损伤的风险。对于肾功能不全的患者，应严格按照医生建议服药，以避免对肾脏造成进一步的损害。

24 服用中药期间是否还要服用其他中成药？

服用中药期间是否还要服用其他中成药，取决于患者的具体病情、用药目的及医生的建议。以下是一些需要考虑的因素。

以辨证论治为基础：中医治疗强调辨证论治，即根据患者的具体病情、体质和症状来制定个体化的治疗方案。因此，是否需要同时使用其他中成药，取决于医生的综合判断。如果病情复杂，可能需要多种药物配合使用，但必须经过专业医生的评估。

根据病情和体质决定：患者可能需要同时进行不同的治疗，例如某些中药用于调理身体状态，而中成药用于缓解特定症状，医生可能会考虑使用不同中成药分别调理。

不同阶段的治疗：在疾病的不同阶段，如急性期和恢复期，所需的药物可能不同。医生会根据患者的康复进展来调整治疗方案，必要时加入或减少某些中成药。

避免药物重复或冲突：一些中药和中成药的成分可能相似或功效重叠，同时服用可能导致药效重复或药物间相互影响。因此，不宜盲目叠加用药，尤其是同类药物，以免增加不必要的负担或引发副作用。

服用中药期间是否需要同时服用其他中成药，必须依据患者的病情、治疗目标及医生的建议来决定。关键是避免药物过度叠加或重复使用，确保安全性和疗效。任何药物组合都应在专业医生的指导下进行，确保治疗效果最大化，并避免副作用。

25 肺结节人群煎中药的正确方法是什么？有什么特殊之处？

煎煮中药须讲究方法，否则直接影响到药效的发挥。对于肺结节人群，煎中药时需要特别注意方法，以确保药物的最大疗效。以下是煎煮中药的正确步骤和肺结节中药煎煮的一些特殊之处。

（1）煎煮中药的正确步骤

1）**选择适当的器具**：首选砂锅或陶瓷锅。煎煮中药时最好使用砂锅或陶瓷锅，这些材料导热均匀，不易与药物发生化学反应，从而保留药物的有效成分。避免使用铁锅或铝锅，以防与药物中的成分发生化学反应，影响药效。

2）**浸泡药材**：在煎煮前将药材用适量清水浸泡约30分钟，使药材充分吸收水分，达到最佳溶解效果。通常，水量以覆盖药材为准，1～2cm即可。

3）**分次煎煮**：某些先煎或后下的药物应根据具体要求调整煎煮顺序，如矿石类药材（如龙骨、牡蛎）需先煎30～40分钟，而芳香类药物（如薄荷、砂仁）则应在最后5～10分钟再放入。中药通常需要煎煮两次。第一次煎煮时间较长提取主要有效成分；第二次煎煮时间较短。两次药液可以混合均匀后服用，分早晚服。

4）**控制火候**：将浸泡好的药材用大火煮沸，随后改用小火慢煎。煎药时以"文火"为主，即小火慢慢熬煮，以避免药物成分被快速分解或破坏。对于某些肺结节常用的滋阴润肺类药材，可适当延长煎煮时间，使药效更充分。

（2）肺结节中药煎煮的特殊之处

1）**药材性质的调和**：肺结节人群所用的中药多具有清肺化痰、养阴益气的作用。药材种类繁多，包括滋阴润肺、化痰散结、益气扶正等功效的药物，这些药材可能质地不同，煎煮时间和火候的控制需要特别小心。

滋阴类药材： 如沙参、麦冬等滋阴药材需小火慢煎，时间可适当延长，以确保药物有效成分被充分溶解。

化痰散结类药材： 如海藻、昆布等化痰类药材质地较硬，需先煎，时间需略长。

2）**药材的特殊处理**

先煎或后下： 肺结节人群常用的药物如矿石类、贝壳类等需先煎 30 ~ 40 分钟；而芳香类或挥发性药物，如薄荷、砂仁，则应在煎煮结束前 5 ~ 10 分钟加入，以免药效挥发。

包煎： 某些容易散开的药材（如车前子、滑石等）需要用纱布袋包好后再煎，避免煎煮时散入药液中影响服用。

3）**药液的浓度控制：** 肺结节人群服用中药时，药液不宜过浓也不宜过淡，通常药液应控制在 300 ~ 400ml，即每次服用量为 150 ~ 200ml。保持适中的浓度，既能保证药效，又可避免过度刺激胃肠道。

4）**服药时间：** 肺结节人群服用中药时，应在早晚饭后半小时左右。

5）**药物保存**：煎好的中药应在当天服用完毕，避免长时间存放。如果需要存放，药液可以放入冰箱冷藏，服用前应加热。

26 关于肺结节的中医药临床研究有哪些？

关于肺结节证型分类，临床研究显示，气虚证、气郁证、痰湿证和血瘀证是肺结节的主要证型。其中，气虚证占比 88.03%，气郁证占比 83.17%。在孤立性肺结节人群中，痰证的占比更高，达到 78.67%。而对于肺结节进展人群，湿证的占比为 72.97%，血瘀证为 37.84%。此外，痰湿证、湿热证和郁热证是进展期肺结节的主要证型。这些证型为临床辨证施治提供了有力依据。在对肺结节的研究中，中医药在局部结节控制、症状缓解、体质改善等方面展示了较好的临床效果。以下是不同干预方法的分类研究结果。

（1）局部结节的控制和缩小

多项研究证实，中医药在缩小和控制肺结节方面具有较好疗效。中国中医科学院广安门医院采用中医药干预高危肺磨玻璃结节6个月，治疗组的有效率为16.7%-22.9%，能显著抑制肺磨玻璃结节的恶性进展。河南省中医院应用附桂消结汤治疗阳虚寒凝型肺结节，治疗组总有效率为25.88%。成都中医药大学运用千金苇茎汤合排脓散治疗实性肺小结节，总有效率为34.37%。江苏省中医院采用养阴散结法治疗阴虚内热证肺结节3个月，治疗组的有效率为28.26%，显著高于对照组8.70%。此外，湖北省中西医结合医院进行的一项研究表明，针刺治疗肺结节3个月后，治疗组有效率为37.14%，显著高于对照组的14.29%。

这些研究表明中医药在改善结节大小和控制病情进展方面具有一定疗效，为中低危肺结节人群提供了多种有效的治疗选择。由于肺结节研究尚处于早期阶段，现有研究总体数量有限，中医药治疗肺结节的疗效证据仍显不足。因此，未来需要更多深入研究，以进一步探索和验证中医药在不同类型肺结节中的治疗效果。

（2）症状缓解和体质改善

在症状缓解和体质改善方面，中医药也显示了良好的疗效。首都医科大学附属北京中医医院研究表明，对中高危肺结节人群进行中药治疗可以显著缓解咳嗽等症状。厦门市中医院研究发现，在体质调理干预后，体质转变为平和体质的比例达到 38.1%。这些研究表明，中医治疗可改善肺结节症状、调节体质，提高患者的生活质量。

（3）多系统结节性疾病的改善

中医在治疗多系统结节性疾病方面展现了独特的优势。北京中医药大学姜良铎教授基于三焦"膜性四通管道"理论，采用加减四逆散合升降散治疗多部位结节，取得了确切疗效。同时合并有肺结节、甲状腺结节和乳腺结节的人群，症状较单一结节人群更为明显，且肺结节的恶性风险更高。通过中药干预，这些受试者的肺内结节恶性风险下降。这类研究表明，肺结节可能是全身性体质失衡的局部表现，中药治疗多系统结节进一步验证了中医整体观的作用。

（4）焦虑情绪的缓解

中医药在缓解焦虑情绪和减少过度诊断治疗方面具有良好作用。研究表明，31.8% 的肺结节人群存在焦虑情绪，19.4% 的患者存在抑郁情绪。滨州市中医医院对患有抑郁症状的肺结节人群采用调肺汤合解郁攻坚汤进行治疗，结果显示该治疗方法在改善情绪方面显著优于对照组的盐酸氟西汀，有效缓解了受试者的焦虑和抑郁情绪，提升了受试者的生存质量。在另一项研究中，通过柴胡疏肝散加味治疗肺结节（肝郁气滞证）人群，结果显示柴胡疏肝散加味能够有效缩小结节、改善体质，并在缓解情绪方面发挥了积极效果。这些研究共同表明，中医药治疗不仅在缩小肺结节和改善症状方面有效，还能够缓解紧张焦虑情绪，避免过度的医疗干预。

（5）手术替代治疗

对于不适合手术或不愿接受手术的人群，中医药可以作为一种有效的替代治疗方式。广州市第一人民医院对多发磨玻璃结节人群应用射频消融联合扶正运化方治疗，结果显示联合中药治疗的人群新发结节和次要结节增大情况明显减少。对于多发性结节患者，尤其是在无法手术的情况下，中医药在缓解症状和控制病情方面具有较好的应用潜力。

这些研究表明，中医药在肺结节治疗中的多重效果包括结节缩小、症状缓解、体质改善、多系统结节控制、情绪调节及手术替代治疗，为进一步探索中医药在肺结节中的应用提供了科学依据和支持。

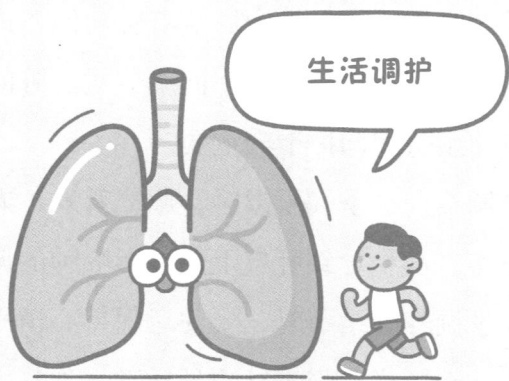

第五章

生活调护

生活调护

1 《黄帝内经》中肺结节调护理论是什么？

《黄帝内经》中肺结节调护理论不仅关注疾病的预防，还注重患者日常生活方式的调整与调理，通过顺应自然规律、四时气候和脏腑功能的调节来达到预防和治疗肺结节的效果。这一理论为现代肺结节人群提供了中医特色的调护方法。

（1）四时调养

《素问·四气调神大论》强调，人体健康应顺应四季变化，四季不同的气候会影响五脏功能，进而影响人体的生理平衡。因此，根据不同季节对五脏的影响，进行肺结节的预防和调护十分重要。

春季调养：春季气候温暖，阳气升发，人体的肝气也随之旺盛，容易导致肝气上逆，影响肺的调节功能。因此，春季调养肺结节时，要注意保持心情平和，避免过度情绪波动。可适当进行户外活动，如打太极、散步等，帮助肝气舒畅，防止肝气对肺的侵扰。

夏季调养：夏季气温高，阳气旺盛，容易导致心火上炎。此时应注意保持体内的阴阳平衡，避免过度运动和情绪波动，适当进行凉性饮食的调节，保持体内水分充足，预防肺气受损。推荐进行一些温和的运动，如八段锦、五禽戏等，增强心肺功能，促进气血运行。

秋季调养：秋季是肺结节调护的关键时节。秋季气候干燥，燥易伤肺，因此要特别注意润肺防燥。建议多饮水，食用滋阴润肺的食物，如雪梨、银耳、百合等。肺结节人群在此时要尽量减少辛辣刺激性食物的摄入，并注意保暖，预防外感风寒。

冬季调养：冬季寒冷，阳气潜藏，肾气旺盛，肺气容易受到寒邪侵袭。此时应重视防寒保暖，特别是颈部和肺部的保温。可以通过艾灸足三里、肾俞穴来增强免疫力和肺的功能。同时，建议多进食温补的饮食，如羊肉汤、姜茶等，以增强脾胃运化功能，扶助肺气。

（2）饮食调理

《素问·平人气象论》指出："人以水谷为本，故人绝水谷则死。"中国人民在长期的饮食实践和健康探索中，积累了丰富且宝贵的经验，逐渐形成了独具特色的饮食养生理论。《灵枢·五味》中的饮食调理理论，强调通过五味对应五脏，调节脏腑功能，进而达到防病治病的目的。根据这一理论，不同的脏腑功能与对应的性味相互关联，通过饮食的调节可以帮助调理身体，预防疾病。《素问·脏气法时论》指出："五谷为养，五果为助，五畜为益，五菜为充，气味合而服之，以补精益气。"因此，肺结节人群应平衡饮食种类，避免寒凉食物，减少肥甘油腻的摄入。此外，中药草木精华可调理人体阴阳，肺结节人群可以在日常饮食中加入山药和薏苡仁熬粥，以补肺健脾。如果伴有咽干、咳嗽无痰或痰稠难咯的症状，可选用百合、麦冬、太子参和蜂蜜煮水，养阴润肺。如果压力大、情志不畅，则可用玫瑰花、合欢花、陈皮和绿茶同煮，调畅情志，有助于调理身心。

根据《黄帝内经》饮食理论，肺结节人群在日常饮食中可以依据不同脏腑的特点，选择合适的饮食调理五脏功能。通过合理搭配饮食，不仅可以改善肺气的调节功能，还可以预防其他脏腑功能的失调，帮助肺结节人群更好地调护身体，促进康复。这一调理方法强调个体化的饮食选择，结合季节和身体状况进行合理调养，有助于实现全面的身体健康管理。

（3）情志调理

情志与脏腑功能密切相关，情志不舒容易导致气机阻滞，进而影响肺气的宣发与肃降功能。情绪长期抑郁、焦虑、紧张等会加重肺结节的发展，因此，肺结节的调护也要关注情志的调理。《灵枢·本脏》强调了情志在调节身体健康中的重要性："志意者，所以御精神，收魂魄，适寒温，和喜怒者也……志意和则精神专直，魂魄不散，悔怒不起，五脏不受邪矣。"这表明，在正常情况下，情志对于维持身体健康的地位和作用是不可替代的。情志的调节和稳定有助于保持精神和谐、气血平衡，从而使身体免受外邪侵扰。

情志的过度使用或失控容易引发疾病，甚至成为重要的致病因素。伴随社会的发展和经济条件的改善，人类的生活和情志活动变得复杂，情志对健康和疾病的影响也日益显著。《素问·经脉别论》指出："生病起于过用。"《素问·举痛论》进一步阐明情志的作用："怒则气上""喜则气缓""悲则气消""恐则气下""惊则气乱""思则气结"。这表明情志的异常变化可导致气机失调，从而引发疾病。《素问·阴阳应象大论》还明确指出："怒伤肝，悲胜怒"；"喜伤心，恐胜喜"；"思伤脾，怒胜思"；"忧伤肺，喜胜忧"；"恐伤肾，思胜恐。"这种情志对脏腑的伤害形成了明确的相互制约关系。

此外，《素问·血气形志》具体说明了情志与躯体之间的关系及其对疾病的影响："形乐志苦，病生于脉……形乐志乐，病生于肉……形苦志乐，病生于筋……形苦志苦，病生于咽嗌……形数惊恐，经络不通，病生于不仁。"这里的"形"指的是躯体，"志"即情志。情志失调与身体的不同部分存在规律性的联系，表现为脉、肉、筋、咽嗌等部位的病变。

《素问·上古天真论》提到："故能形与神俱，而尽终其天年，度百岁乃去。"《素问·宝命全形论》再次提出"凡刺之真，必先治神"，并强调"治神"和"养身"同等重要。《素问·四气调神大论》从正反两个方面指出：应顺应自然界春夏秋冬的规律来保养神气，调节情志，春天让情志升发，夏天保持平和，秋天使情志安宁，冬天使情志隐伏。同时强调情志的调节不可过度，否则会伤害五脏，导致病变。

② 哪些不良习惯更易导致肺结节？

不良的生活习惯和环境污染是导致肺结节形成的重要因素，特别是在长期暴露于有害物质或不健康的生活方式时，肺部容易受到损伤。以下是一些容易导致肺结节的不良习惯。

（1）吸烟

吸烟是导致肺结节和肺癌的首要风险因素。烟草中的有害化学物质，如焦油和尼古丁，会损伤肺部组织，诱发慢性炎症，增加肺结节甚至肺癌的发生概率。长期吸烟者比不吸烟者更容易出现肺结节，吸二手烟也会增加肺结节的风险。

（2）长期不健康的饮食习惯

高脂肪、高热量饮食：长期食用高脂肪、高热量、油炸食物等不健康饮食，缺乏新鲜蔬菜水果，特别是富含维生素 C、E 和 β- 胡萝卜素等抗氧化剂的食物，容易增加肺结节的发生风险。

（3）久坐不动，缺乏锻炼

缺乏运动会降低身体的新陈代谢和免疫力，使得身体不能及时清除有害物质，导致慢性炎症和病变，增加肺结节的发生概率。适当的有氧运动有助于改善肺功能，提高免疫力，降低肺部疾病的风险。

（4）长期熬夜，作息不规律

长期熬夜和不规律的作息会导致身体免疫系统失衡，削弱肺部的抵抗力，增加肺部感染和病变的风险。

充足的睡眠是维持免疫功能、促进身体修复的重要因素。熬夜会使得肺部健康问题加剧，尤其是在长期免疫功能低下的情况下。

（5）忽视慢性疾病

不及时治疗慢性呼吸道疾病，如慢性支气管炎、哮喘、慢性阻塞性肺疾病等，可能导致肺部慢性炎症长期存在，增加肺结节的发生风险。如果慢性病不加控制，炎症会进一步损伤肺组织，导致结节形成。

（6）情绪波动大，长期焦虑或抑郁

情绪压力和长期焦虑、抑郁会导致身体免疫功能下降，削弱对疾病的抵抗力，增加肺部疾病的发生风险。现代研究表明，情绪波动可能影响人体内分泌功能，增加肿瘤和结节的发生概率。

（7）饮酒过量

长期过度饮酒不仅对肝脏有害，还会削弱免疫功能，影响全身的器官，包括肺部。乙醇会影响肺的免疫屏障功能，增加感染性肺结节的发生风险。

（8）忽视体检

忽视定期体检和健康监测可能导致肺结节在早期未被发现和处理。当结节长期存在而不加以随访时，可能

逐渐增大，甚至发展为恶性病变。定期体检，尤其是高危人群（如吸烟者），应进行胸部低剂量螺旋 CT 筛查，及时发现结节并进行随访管理。

3 哪些措施可以预防肺结节？

预防肺结节的措施主要涉及生活方式的调整、环境的改善及定期健康检查等。以下是一些有效的预防肺结节的措施。

（1）戒烟限酒

戒烟：吸烟是肺结节形成和肺癌发展的主要风险因素。长期吸烟会对肺部造成严重损伤，导致肺部组织病变。因此，戒烟是预防肺结节和其他肺部疾病最重要的措施之一。

限酒：过量饮酒会削弱身体免疫系统，影响肺部健康，增加患病风险。

（2）减少环境污染暴露和保持良好的空气质量

防护职业性肺损伤：某些职业如矿工、建筑工人、化工工人等，可能暴露在高粉尘或有害气体中，建议佩戴适当的防护设备，减少职业性肺损伤。

室内通风： 经常开窗保持室内空气流通，避免空气中有害颗粒物的聚集。

（3）定期体检和影像学检查

定期体检： 定期进行体检，尤其是胸部 CT 检查，有助于早期发现肺结节，并进行后续的随访管理。对于高危人群（如吸烟者、有肺癌家族史者），应定期进行低剂量螺旋 CT（LDCT）检查，以便早期发现肺部病变。

肺结节监测： 一旦发现肺结节，应遵循医生的建议，定期进行复查，避免结节恶性进展。

（4）保持健康的生活方式

适当运动： 通过有氧运动（如慢跑、游泳、太极拳、八段锦等）可以提高肺功能，增强身体免疫力，促进新陈代谢，有助于预防肺部病变。

健康饮食： 多吃富含抗氧化剂的食物（如新鲜蔬菜、水果），减少高脂、高盐、油炸食品的摄入，可增强身体抵御疾病的能力。

保持良好的心态： 压力大、焦虑等情绪波动会影响身体免疫力，降低肺部防御能力。通过保持积极的心态，进行情绪管理和适当的放松，有助于维持肺部健康。

（5）预防和治疗慢性疾病

控制慢性呼吸系统疾病：对于患有慢性支气管炎、慢性阻塞性肺疾病（COPD）等呼吸系统疾病的患者，及时进行治疗和调理，可预防病情加重而导致肺部病变。

增强免疫力：通过合理的锻炼、规律作息和营养均衡的饮食，增强免疫力，减少感染性疾病（如肺部感染）引起肺结节的机会。

（6）中医调养

中医调理通过扶正祛邪等方式可以在一定程度上帮助预防肺结节。尤其是对于体质虚弱或有慢性病的人群，通过中药调理、针灸等方法，可以增强肺部抵抗力，防止结节恶性进展。

4 得了肺结节，应该怎么吃？

对于体检筛查发现的肺结节人群，饮食上无须忌口，但整体应以清淡、易消化饮食为主，注重营养均衡，减少辛辣、油腻、刺激性、高盐、高糖、高脂肪食物的摄入，增加富含维生素、矿物质、蛋白质、膳食纤维等物质的食物摄入。在饮食结构上，需要结合体质进行调整，如湿热体质的患者，应当减少酒肉等肥甘厚腻之品的摄入。

（1）不同体质肺结节人群的饮食注意事项

1）气郁体质：气郁体质的人群常表现为闷闷不乐，两侧胁肋部胀痛，喜欢叹气，咽部有异物感（吐不出来又咽不下去），乳房胀痛，思虑较多，有时还可能伴有胃脘不适的表现。对于这一类患者，应当选用具有理气解郁、调理脾胃功能的中药或食物，如用合欢花、郁金、菊花、玫瑰花泡水，或进食大麦、荞麦、高粱、刀豆、豆豉、柑橘、萝卜、葵花子等。

2）气虚体质：气虚体质的人群常表现为元气不足，易疲乏，易困倦，气短，汗出淋漓，容易受风、寒、暑、湿等外邪侵袭，容易感冒，免疫力低下，且病后恢复较慢，恢复期长。它主要是由于先天禀赋不足，加上后天失养，如孕育时父母体弱、早产、人工喂养不当、偏食、厌食，或因病后气亏、年老体弱等。气虚体质的患者宜吃具有补气作用的食物，这些食物，如粳米、糯米、牛肉、鸡肉、鸡蛋、猪肉、鸽子、鲢鱼、大枣、山药等，多性平味甘或甘温，营养丰富、容易消化。

3）痰湿体质：痰湿体质的人群多表现为形体肥胖，腹部肥满松软，舌苔厚腻，面部皮肤油脂较多，头皮油脂亦较多，可能伴有胸闷、痰多等症状。痰湿体质的形成可能与过食膏粱厚味相关，因此痰湿体质的患者饮食应当以清淡饮食为主，少食肥甘厚腻之物，同时可以适当选用健脾祛湿的中药或食物，如冬瓜、陈皮、山药、薏苡仁、莲子、白扁豆、芡实、茯苓等。

4）**湿热体质：**湿热体质的人群往往形体偏胖，油光满面，舌苔黄腻，容易产生痤疮、粉刺等皮肤疾病，可能伴有大便干燥或粘马桶、脾气急躁、心烦不安、容易生气、口干口苦、小便短赤等症状。湿热体质的形成也可能与过食肥甘厚味相关，饮食需以清淡为宜，少食羊肉、韭菜、辣椒、酒、火锅、烧烤等助湿生热之品，可进食一些具有清热化湿功效的中药或食物，如赤小豆、青豆、淡豆豉、薏苡仁、莲子、绿豆、冬瓜、苦瓜、丝瓜、土茯苓等。

（2）不同治疗阶段肺结节人群的饮食注意事项

1）**肺结节手术后饮食：**肺结节手术后，饮食调理应特别注重帮助患者恢复气血、增强免疫力、促进术后恢复。针对基本病机治疗肺癌术后的主要矛盾，即正气亏虚、癌毒内伏、气滞湿阻、痰瘀凝滞的基本病机，应以扶正祛邪为治疗大法，"虚则补之"。扶正需根据气血阴阳虚损的情况进行补益，然肺癌术后患者以气虚、阴虚为主，故可以选择具有补气养血作用的食材。例如，可以选用黄芪、党参、当归等炖汤，有助于扶助正气。手术后消化系统较弱，避免油腻、生冷、辛辣的食物，多选择易消化的流质或半流质食物，如小米粥、鸡汤、鱼汤等。逐步增加蛋白质，可以摄入适量的瘦肉、鸡蛋、豆腐等高蛋白食物，帮助身体恢复。术后容易出现咳嗽、干咳等症状，可以通过滋阴润肺的中药或食物（如百合、梨、银耳、玉竹、北沙参等）进行调理。术后饮食应以清淡、营养丰富、易消化为主，逐步恢复到正常饮食，具体还需根据患者的个人体质和术后恢复情况调整饮食方案。术后饮食应注重帮助患者恢复气血，增强免疫力。

2）放疗时饮食：放疗属"火毒"之邪，易伤及气阴，或肺气郁滞，痰火搏结，久而伤及肝肾之阴。放疗期间，中医治疗主要以益气养阴、清热解毒、滋养肝肾为核心，并结合饮食调理，多摄入具有滋阴益气功效的食物，如百合、银耳、莲子、枸杞子、山药等，都具有滋阴润燥的作用，有助于缓解因放疗引起的口干等症状。放疗期间容易出现热毒内盛的症状，可适量摄入具有清热解毒功效的食物，如绿豆等。放疗期间，饮食应以清淡为主，避免过咸、过辣，选择温和、易消化的食物，避免加重脾胃负担，同时避免生冷食物。放疗过程中容易耗伤津液，因此需要补充足够的水分，流质食物（如粥、汤类等）也是理想选择，可以帮助维持身体的水分平衡。放疗配合益气养阴、清热解毒、滋养肝肾的中医饮食，有助于减少放疗的不良反应。

3）化疗时饮食：在化疗期间，由于化疗药物的副作用，患者常出现脾胃不和、气血亏虚、脾肾不足等证候，中医药结合饮食调理可以帮助患者减轻化疗的毒副作用，增强体质，提高治疗的耐受性。化疗常引起恶心、呕吐等胃肠不适症状，因此，饮食应以固护胃气为主。可以选择具有和胃降逆功效的食物，如小米粥、姜汁、红枣汤等，帮助缓解胃气上逆的不适，调理脾胃。气血亏虚是化疗患者常见的情况，因此饮食应增加益气养血的食物，如瘦肉、鸡肉、鱼类、大枣、龙眼、枸杞子、猪肝等富含铁、维生素 B_{12} 的食物，有助于改善贫血症状，增强体力。化疗期间患者的胃肠功能较弱，饮食应保持清淡，避免油腻、辛辣和过甜的食物，防止加重脾胃负担。化疗过程中，身体需要大量蛋白质来修复损伤的组织，增强免疫力，可以多食用豆制品、鸡蛋、鱼肉等优质蛋白质来源的食物，帮助身体恢复。

4）**靶向治疗饮食：**在靶向治疗期间，患者可能会出现皮疹、腹泻、口腔黏膜炎等并发症，而中医饮食调理可以根据患者的体质和证候灵活调整，以减轻这些毒副作用，增强身体恢复能力。可多摄入清肺、化痰的食物，如梨、百合、银耳等，这些食物有助于清肺润燥，缓解肺热引起的皮疹和咳嗽。针对脾虚湿阻引起的腹泻、消化不良等症状，可以选择健脾化湿的食物，如薏苡仁、红豆、山药、莲子等，这些食物有助于调理脾胃功能，改善腹泻症状。某些靶向药物（如血管生成抑制剂）会导致高血压，严重时可能引发心血管并发症，应低盐低脂清淡饮食。

5）**免疫治疗饮食：**在免疫治疗期间，患者的免疫系统受到激活，可能引发一系列副作用，包括疲劳、食欲不振、皮疹、胃肠道不适等。通过合理的饮食调理，可以帮助减轻这些不良反应，并增强身体对治疗的耐受性。免疫治疗可能导致气阴两虚，表现为疲劳、口干等症状。建议多食用益气养阴的中药或食物，如西洋参、银耳、枸杞、百合、大枣等，有助于滋阴润燥、缓解疲劳，提高体力和免疫力。在免疫治疗期间，通过合理摄入益气养阴、健脾益气、清热解毒、补益肝肾的食物，可以有效减轻免疫治疗的副作用，增强患者的治疗耐受性和整体健康水平，帮助提高免疫系统的恢复能力。

5 药食同源类药物可以吃吗？有哪些？怎么吃？

常见的抗肿瘤药食同源物质存在于居民日常食物中，不仅能够满足人体的基础营养需求，还在防治肺结节方面发挥着重要作用。这些药食同源物质富含活性生物成分，能够通过抑制肿瘤增殖、促进细胞凋亡、阻碍细胞迁移和侵袭等多种机制有效对抗肿瘤。截至 2023 年 12 月，国家卫生健康委员会公布的既是食品又是药品的中药名单中共有 106 种，现代研究证实其中多种药物（如黄芪、党参、甘草、茯苓等）具有抗肿瘤作用。

这些药物在肺结节人群的日常调理中起到了积极作用，既能满足营养需求，又具有预防和辅助治疗的功效，可以在医生的指导下适量食用。

（1）药食同源药物按照功效分类

1）解表药

代表药物：紫苏叶、生姜、香薷、菊花、淡豆豉、葛根。

功效与应用：解表药主要用于疏散风寒、解表清热。玄府强调开合特性，络脉强调通路特性，玄府的正常开合确保了气血津液等精微物质在玄府络脉体系中的正常环流输布。一旦玄府闭塞，气机失调，就容易形成痰瘀互结，逐渐导致肺结节的形成。在治疗肺结节时，解表药不仅能够外散风寒或风热，还可以帮助玄府开合，恢复肺部的宣发肃降功能。

2）清热药

代表药物：金银花、鱼腥草、蒲公英、马齿苋、余甘子、菊苣、栀子、淡竹叶、荷叶、青果。

功效与应用：清热药适合肺结节人群体内有热毒、炎症或咽喉不适时使用。金银花、鱼腥草和蒲公英泡水代茶，有助于清热解毒、减轻肺部炎症；菊苣和马齿苋可帮助清热凉血，缓解燥热症状；淡竹叶和荷叶清热利湿，可加入日常茶饮。

3）泻下药

代表药物：火麻仁、郁李仁。

功效与应用：肺与大肠相表里，肺气的宣发、肃降，肺津的濡养皆与大肠传导密切相关，大肠传导失司亦会影响肺气、津液的生成与运行。若肺气虚弱、肺失肃降则气机下行不及，导致腑气不通，大便留而不行；肺津亏虚，失其濡润致使大便秘结，进一步影响气机运行；大肠传导失司，腑气闭塞不通，亦可影响肺脏的宣降功能，从而出现咳嗽、气喘等症状，肺结节的治疗常寓通腑之意。用其润肠通便的特性，常用于治疗大便秘结的肺结节人群。

4）祛风湿药

代表药物：蕲蛇、乌梢蛇、木瓜。

功效与应用：蕲蛇和乌梢蛇可以祛湿、补气血；木瓜则能开胃消食、行气化湿。

5）化湿药

代表药物：藿香、砂仁、草果、佩兰。

功效与应用：化湿药可健脾化湿、温中理气，适合脾胃虚弱、湿气内盛的肺结节人群。藿香、砂仁和草果可用于煲汤调味，有助于促进消化吸收，减少湿浊的积聚。

6）利水渗湿药

代表药物： 茯苓、薏苡仁、赤小豆、枳椇子。

功效与应用： 利水渗湿药有健脾利湿的功效，适合痰湿内盛的肺结节人群。茯苓、薏苡仁和赤小豆可煲粥或汤，有助于利水消肿、排湿健脾。

7）温里药

代表药物： 肉桂、干姜、山奈、高良姜、丁香、花椒、黑胡椒。

功效与应用： 温里药用于温中散寒，适合肺结节人群脾胃虚寒、畏寒症状。肉桂和干姜可用于调味或泡茶，温脾，提升身体抗寒能力；花椒、黑胡椒在烹饪中适量使用，可以暖胃健脾，祛寒湿。

8）理气药

代表药物： 佛手、香橼、橘皮、薤白、代代花、刀豆。

功效与应用： 理气药主要用于调理气滞、宽中理气，适合气郁体质的肺结节人群。佛手和香橼泡茶，橘皮煲汤或入粥，可以调畅气机。

9）消食药

代表药物： 山楂、麦芽、鸡内金、莱菔子。

功效与应用： 消食药具有健脾消食的作用。山楂和麦芽泡水、莱菔子煮汤，有助于促进胃肠消化，缓解腹胀不适。

10）止血药

代表药物： 小蓟、槐花、白茅根、槐米。

功效与应用： 止血药用于凉血止血，适合有咳血或痰中带血的肺结节人群。白茅根和小蓟煮水饮用，有凉血止血的功效；槐花、槐米帮助清热凉血，防止肺部出血的进一步恶化。

11）活血化瘀药

代表药物： 西红花、桃仁、当归、姜黄。

功效与应用： 活血化瘀药有助于活血散瘀。当归、桃仁可以炖汤，可以活血祛瘀；姜黄、桃仁有助于通经活络，活血化瘀；西红花则能活血凉血，有助于减缓肺结节的发展。

12）化痰止咳平喘药

代表药物： 桔梗、罗汉果、白果、胖大海、昆布、橘红。

功效与应用： 化痰止咳药用于祛痰利咽，适合咳嗽痰多的肺结节人群。桔梗、胖大海和罗汉果泡水，有清热润肺、化痰止咳的效果；昆布适合煲汤，有助于化痰软坚。

13）安神药

代表药物： 酸枣仁、灵芝、龙眼肉。

功效与应用： 安神药主要用于养心安神，适合肺结节人群伴有失眠或焦虑情绪时使用。酸枣仁和龙眼肉可炖汤或泡茶，帮助安神助眠；灵芝可泡水饮用，有助于平稳情绪，提升免疫力。

14）平肝息风药

代表药物： 天麻、牡蛎。

功效与应用： 平肝息风药有助于平抑肝阳、止痛息风，适合伴有眩晕或肝阳上亢的肺结节人群。天麻煲汤有助于平肝息风，减少头晕不适；牡蛎泡水则能补益肝肾，平肝安神。

15）补虚药

代表药物： 党参、西洋参、黄芪、山药、甘草、枸杞子、沙棘、蜂蜜、百合、麦冬、天冬、玉竹、黄精。

功效与应用：补虚药主要用于扶正，益气养阴，适合体质虚弱、免疫力低的肺结节人群。党参、黄芪煲汤，蜂蜜泡水，适合补气扶正，提高免疫力；百合、玉竹、麦冬泡水可润肺养阴，缓解肺阴虚症状。

16）收涩药

代表药物：乌梅、莲子、肉豆蔻、芡实、山茱萸。

功效与应用：收涩药用于固精、止汗、收敛，有助于体虚自汗的人群。乌梅泡水，莲子和芡实煲汤，有助于固肾益精、收敛自汗。

通过药食同源类药物在肺结节饮食中的合理应用，肺结节人群可以在日常饮食调理中缓解肺部不适症状，增强身体的抵抗力和自我修复能力，为长期健康管理提供支持。

（2）常见药食同源类药物功效及其食用方法

1）黄芪

功效：黄芪具有补气升阳、益卫固表、利水消肿的作用，属于补气类药物。在肺结节的调理中，黄芪能够扶助正气，增强机体免疫力。此外，黄芪还有助于改善气虚导致的自汗、乏力等症状。

用法：有如下几种。①黄芪泡水：取 10 ~ 15g 黄芪片，用开水冲泡，可以代茶饮，能够益气健脾。②黄芪炖汤：黄芪常与鸡肉、排骨等一起炖煮，做成黄芪鸡汤或黄芪排骨汤，这种做法不仅滋补气血，还有助于增强免疫力。③黄芪煮粥：可以将黄芪与大米、枸杞子一起煮成粥，适合早晚食用，能够补气养血。

注意事项： 凡表实邪盛、内有积滞、阴虚阳亢、疮疡初起或溃后热毒壅盛等证，均不宜用。

2）党参

功效： 党参具有补脾益肺、养血生津的作用。党参味甘性平，作用缓和，适合气虚体质的肺结节人群。党参可以增强免疫功能，改善气虚乏力、食欲不振、咳嗽少痰、面色苍白等症状，并且可以在一定程度上替代人参进行日常调理。

用法： 有如下几种。①党参泡水：取党参片（10～15g），用开水冲泡，可代茶饮，适合日常饮用，补气效果温和。②党参炖汤：党参常与鸡肉、排骨、鱼类等食材搭配炖煮，如党参鸡汤、党参排骨汤等，有助于补气健脾，增强体质。③党参煮粥：将党参与大米、大枣一同煮粥，可加入少量枸杞子，适合早晚食用，有补气养血的作用。④党参药膳：党参还可以与其他药材

（如黄芪、白术等）搭配使用，增强补气养血、健脾益肺的功效。

注意事项：党参温和滋补，适合大多数气虚人群。

3）茯苓

功效：茯苓具有利水渗湿、健脾、宁心安神的作用。它在肺结节的调理中适合脾虚湿盛的人群。茯苓能够健脾渗湿，缓解水肿、脘腹胀满等症状，同时有助于安神、改善睡眠。

用法：有如下几种。①茯苓泡水：取 10～15g 茯苓块，用开水冲泡，代茶饮，有健脾利水的作用。②茯苓炖汤：茯苓可以与鸡肉、排骨、猪骨等食材搭配炖煮，如茯苓鸡汤、茯苓排骨汤，有健脾补肺的效果。③茯苓粥：茯苓可以与大米一起煮粥，或者与红豆、薏苡仁等搭配煮成"健脾祛湿粥"，有助于长期调理脾胃功能。④茯苓糕：茯苓粉也可以用于制作传统的茯苓糕，有健脾益胃、养心安神的效果，适合日常食用。

注意事项：茯苓性质平和，大多数人群均可食用，虚寒精滑、阴虚无水湿者忌服。

4）甘草

功效：甘草具有补脾益气、润肺止咳、清热解毒的作用，尤其适合咳嗽、咽喉不适、气虚乏力的症状。此外，甘草还常用于调和药性，提高其他药材的功效，并减轻一些药物的毒性和副作用。

用法：有如下几种。①甘草泡水：取少量甘草片（3～5g），用开水冲泡，可当茶饮用，有润肺止咳、清热解毒的作用。②甘草汤剂：甘草常与其他中药（桔梗、麦冬等）搭配使用，煎煮成汤剂，可以润肺化痰，适合咳嗽较重或痰多的患者。③甘草炖汤：可将甘草与鸡肉、猪骨、排骨等炖煮成汤，如甘草猪骨汤，有健脾益气、润肺解毒的功效。④甘草药膳：甘草还可以与其他药材（如黄芪、党参等）搭配，用于制作药膳，增强整体体质和提高免疫力。

注意事项：湿盛而胸腹胀满及呕吐者忌服。久服大剂量，易引起浮肿。不宜与京大戟、芫花、甘遂、海藻同用。

5）百合

功效：百合具有养阴润肺、清心安神的作用，适合阴虚肺燥、干咳少痰、咽喉干痛的肺结节人群。同时，百合还有助于缓解焦虑和失眠，改善情绪。

用法：有如下几种。①百合泡水：取适量干百合片，用开水冲泡，可以代茶饮，有润肺止咳、养阴清热的效果。②百合粥：将百合与大米一同煮粥，可加入少量冰糖，适合早晚食用，能滋阴润肺、生津止渴。③百合炖汤：百合可以与银耳、莲子、大枣等滋阴润肺的食材搭配炖煮成汤，如银耳百合汤，有助于润肺生津，改善肺燥咳嗽症状。④百合炒菜：百合还可以用来炒菜，与蔬菜或肉类一起炒制，如百合炒西芹、百合炒肉片，可增添菜肴的清香和营养价值。

注意事项： 百合性寒凉，适合肺阴不足、干燥咳嗽者。但对于脾胃虚寒者应慎用或少量。

6）玉竹

功效： 玉竹具有养阴润燥、生津止渴的作用，非常适合阴虚肺燥、干咳少痰、口干咽燥等症状的肺结节人群。它在滋养肺阴的同时还能益胃阴。

用法： 有如下几种。①玉竹泡水：取适量玉竹片（10～15g），用开水冲泡，可代茶饮，润肺养阴，适合日常饮用。②玉竹炖汤：玉竹常与沙参、麦冬、鸡肉、排骨等搭配炖煮，如玉竹沙参鸡汤或玉竹排骨汤，有助于滋阴润肺，增强体质。③玉竹粥：将玉竹与大米一同煮粥，可以加入少量大枣或枸杞子，适合早晚食用，有助于生津润燥、养阴补气。④玉竹药膳：玉竹还可以与银耳、莲子、百合等药材搭配，制作滋阴润肺的甜品或药膳汤，口感清甜而不腻。

注意事项：痰湿气滞者禁服，脾虚便溏者慎服。

7）桔梗

功效：桔梗具有宣肺、利咽、祛痰排脓的作用，适合痰多、咳嗽、咽喉肿痛的患者。桔梗能够宣通肺气，帮助排除肺部痰液，缓解咽喉不适，对肺部炎症的调理也有辅助作用。

用法：有如下几种。①桔梗泡水：取适量桔梗片，用开水冲泡，可以代茶饮。此法有助于润肺化痰、缓解咳嗽和咽喉不适。②桔梗炖汤：可以将桔梗与猪骨、鸡肉或其他温和滋补的食材炖煮，如桔梗猪骨汤。③桔梗药膳：桔梗还可以与陈皮、生姜等理气化痰的药材搭配，制作成药膳汤品，有助于清肺利咽、化痰解毒。

注意事项：凡气机上逆、呕吐、呛咳、眩晕、咳血（阴虚火旺）者忌用。

8）罗汉果

功效：罗汉果具有清热润肺、化痰止咳、生津利咽、润肠通便的作用，是一种常用的润肺、护嗓的药材，适合咽喉干燥、咳嗽、声音嘶哑的患者。同时，罗汉果富含天然甜味物质，可以清热解毒，缓解因肺热引起的咳嗽症状。

用法： 有如下几种。①罗汉果泡水：取半个或一个罗汉果，用开水冲泡，可以代茶饮，适合日常饮用，有润肺止咳、清热利咽的效果。②罗汉果炖汤：罗汉果可以与雪梨、银耳等食材搭配炖煮，如罗汉果雪梨汤，有助于清肺润喉，特别适合秋冬季节干燥时食用。③罗汉果糖水：将罗汉果与冰糖一起煮成糖水，可以舒缓咽喉不适，尤其适合声音嘶哑或咽喉炎患者。④罗汉果药膳：罗汉果还可以与其他清热润肺的药材（如麦冬、百合等）搭配制作药膳，有助于加强润肺效果。

注意事项： 脾胃虚寒者慎服。肺寒及外感咳嗽者忌用。

9）沙棘

功效： 沙棘具有止咳化痰、健脾消食、活血散瘀的作用，富含维生素 C 和多种抗氧化物质，有助于提高免疫力。它特别适合肺结节人群，尤其是那些有咳嗽、痰多或肺部炎症的患者。

用法： 有如下几种。①沙棘泡水：取适量沙棘干果，用开水冲泡，可以代茶饮，有助于润肺止咳、增强免疫力。②沙棘果汁：将新鲜沙棘果榨汁，加入适量蜂蜜调味，可以生津止渴，适合日常饮用。③沙棘酱：沙棘果可以制成果酱，用于调味或涂抹在面包上食用，富含维生素 C，有助于日常调养和提高身体抵抗力。④沙棘药膳：沙棘还可以与银耳、百合等滋阴润肺的药材一起炖煮，如沙棘银耳羹，有润肺止咳、滋阴润燥的效果。

注意事项：沙棘果酸性较强，对于胃酸过多或胃肠敏感的人群应慎重食用或减少用量。高热者慎用。孕妇忌用。

10）薏苡仁

功效：薏苡仁具有利水渗湿、健脾除痹、消肿排脓、解毒散结的作用，适合脾虚湿盛的肺结节人群，有助于缓解水肿、痰多等症状。

用法：有如下几种。①薏苡仁煮粥：将薏苡仁与粳米一同煮粥，适合早晚食用，有健脾祛湿、润肺的效果。②薏苡仁汤：薏苡仁可以与红豆、莲子、百合等食材搭配煮成汤，如薏苡仁红豆汤，可帮助渗湿消肿。③薏苡仁炖汤：可将薏苡仁与排骨等食材炖煮，如薏苡仁排骨汤，有助于健脾益肺。④薏苡仁凉拌：将煮熟的薏苡仁放凉后与黄瓜、木耳等凉拌食材搭配，做成清爽的凉菜，适合炎热季节清热祛湿。

注意事项： 虚寒精滑、津亏阴虚者忌服，孕妇慎用。

11）麦冬

功效： 麦冬具有养阴润肺、生津止渴、清心除烦的作用，适合肺阴不足、干咳少痰、咽喉干痛、心烦失眠的肺结节人群。麦冬在滋阴润燥的同时，能够缓解因阴虚引起的口干、烦热等症状。

用法： 有如下几种。①麦冬泡水：取 10～15g 麦冬，用开水冲泡，可以代茶饮，适合日常饮用，有助于润肺生津、清心除烦。②麦冬炖汤：麦冬可以与沙参、百合、猪骨、鸡肉等食材搭配炖煮，如麦冬沙参鸡汤，有滋阴润肺、缓解咳嗽的效果。③麦冬粥：将麦冬与大米一起煮粥，可以加入少量冰糖调味，适合早晚食用，有助于生津润燥、改善肺燥咳嗽。④麦冬药膳：麦冬还可以与银耳、莲子、枸杞子等搭配制作甜品或滋补药膳，如麦冬银耳羹，有助于滋养肺阴、清热润肺。

注意事项： 麦冬性微寒，适合肺阴不足、内热较重的患者使用，但对于脾胃虚寒、容易腹泻的人群，应慎用或与温性药材搭配使用，以免寒凉过度。

12）天冬

功效：天冬具有滋阴润肺、清热生津的功效。在肺结节的调理中，天冬可以帮助缓解肺阴不足引起的干咳少痰、咽干口渴等症状，有助于滋阴润燥、清肺热。此外，天冬还能帮助缓解烦躁、失眠等症状，适合阴虚火旺的人群。

用法：有如下几种。①天冬泡水：取 5～10g 天冬，用热水冲泡代茶饮，适合长期饮用，有助于清热润肺、缓解口干咽燥。②天冬煮粥：天冬可以与粳米或小米一同煮粥，适合早晚食用，帮助滋阴生津，适合肺阴不足者食用。③天冬炖汤：天冬可与瘦肉、银耳等滋阴润肺的食材搭配炖煮，有助于润肺生津，适合体虚、阴虚者。

注意事项：脾胃虚寒、食少便溏，以及外感风寒、痰湿咳嗽者忌服。

13）金银花

功效：金银花具有清热解毒、疏散风热的作用。金银花有助于清肺热、抗菌消炎，可改善因热毒引起的咽喉肿痛、咳嗽等症状。

用法：有如下几种。①金银花泡水：取 5～10g 金银花，用开水冲泡代茶饮，适合在喉咙不适、干痒时饮用，可清热解毒。②金银花煮汤：金银花可以与菊花、薄荷等同煮成汤，适合体内热盛、咽喉不适的患者，帮助降火去热。③金银花饮料：可将金银花加入凉茶中饮用，适合夏季清热解暑，缓解体内燥热。

注意事项：脾胃虚寒及气虚疮疡脓清者忌用。

14）灵芝

功效：灵芝具有补气安神、止咳平喘的功效。灵芝有助于改善因气虚或免疫力低下导致的疲劳、咳嗽等症状，帮助提高机体抵抗力。

用法：有如下几种。①灵芝泡水：将灵芝切片，取 3～5g，用开水冲泡后代茶饮，能够补气安神。②灵芝煲汤：将灵芝与鸡肉、瘦肉、排骨等一同炖煮，可做成灵芝鸡汤或灵芝排骨汤，有助于增强体质，润肺补气。③灵芝粉：将灵芝磨粉，每次取少量加入温水中饮用，适合日常保健，有助于提高免疫力。

注意事项：灵芝性质平和，大多数人都适合使用，但不宜一次服用过多，初次使用建议从小剂量开始。灵芝偏于补气安神，长期食用应咨询医生。

15）紫苏

功效：紫苏具有解表散寒、行气宽中、止咳平喘的功效。紫苏可以帮助缓解因风寒引起的咳嗽、气滞胸闷等症状。此外，紫苏还能帮助调理脾胃，有助于促进消化，缓解胃胀。

用法：有如下几种。①紫苏泡水：取 3～5g 紫苏叶，用热水冲泡，可代茶饮用，有助于解表散寒，缓解风寒感冒引起的咳嗽和鼻塞。②紫苏煮粥：紫苏叶可与大米同煮成粥，早晚食用，有助于宽中理气，适合脾胃虚弱或胃部胀满者。③紫苏煲汤：将紫苏叶加入鱼汤、排骨汤中，能够增香去腥，同时具有温中理气的效果，适合体寒或消化不良者。

注意事项：紫苏偏温性，适合风寒感冒、脾胃虚寒、气滞不畅的人群。但对于体质偏热、阴虚火旺或感冒热证的人群，不宜食用过多，以免加重体内热气。

16）荜茇

功效：荜茇具有温中散寒、下气止痛的作用。荜茇主要适用于虚寒引起的咳嗽、气滞胸闷、脘腹冷痛等症状。

用法：有如下几种。①荜茇泡水：取少量荜茇，用热水冲泡，可适量代茶饮，有助于缓解寒性咳嗽、胸闷气滞症状。②荜茇煲汤：荜茇适合与牛肉、羊肉等温性食材同煮，能够温中散寒，适合胃寒体虚、易腹泻人群。③荜茇调料：荜茇可磨成粉末，少量添加到食物中调味，能增香暖胃，适用于消化不良、寒性体质者食用。

注意事项：荜茇性温热，适合寒性体质和脾胃虚寒的人，但不宜长期大量使用，尤其是阴虚火旺、体内有热的人应避免，以免加重热性症状。

17）杏仁

功效：杏仁具有降气止咳平喘、润肠通便的功效。杏仁可帮助缓解咳嗽、气喘等症状，尤其适合肺燥干咳者。此外，杏仁富含不饱和脂肪酸，有助于润肠通便，适合因气虚或津液不足导致的便秘。

用法：有如下几种。①杏仁泡水：取少量甜杏仁，用温水浸泡后食用，适合日常润肺、止咳平喘。②杏仁煮粥：将杏仁与粳米或糯米一同煮成粥，适合早晚食用，能够润肺止咳，适合咳嗽患者。③杏仁煲汤：杏仁常与雪梨、银耳、川贝母等润肺食材搭配，炖成杏仁雪梨汤，有助于润肺清热，缓解肺燥干咳。

注意事项： 杏仁分为苦杏仁和甜杏仁，日常食用应选择甜杏仁。苦杏仁含有微量氰苷，不宜生食或过量食用，以免中毒。杏仁适合肺燥咳嗽、津液不足者，但脾虚便溏者应少食或避免食用。婴儿慎用。

18）黄精

功效： 黄精具有补气养阴、健脾、润肺、益肾的作用。黄精可以帮助缓解肺阴不足引起的干咳少痰、口干咽燥等症状，同时改善因气虚或肾虚导致的疲乏无力等问题。

用法： 有如下几种。①黄精泡水：取5～10g黄精，用开水冲泡代茶饮，可滋阴润肺、补益气血。②黄精煮粥：将黄精与大米或糯米同煮成粥，适合早晚食用，帮助滋阴润肺、益气补虚。③黄精炖汤：黄精可与鸡肉、排骨、瘦肉等一同炖煮，做成滋补汤，有助于补气养阴。

注意事项： 本品性质黏腻，易助湿壅气，故脾虚湿阻、痰湿壅滞、气滞腹满者不宜使用。

19）鱼腥草

功效： 鱼腥草具有清热解毒、消痈排脓、利尿通淋的功效。鱼腥草可以帮助缓解因肺热引起的咳嗽、痰多黄稠等症状，具有一定的抗菌、抗病毒作用，有助于增强免疫力。

用法：有如下几种。①鱼腥草泡水：取 5～10g 鱼腥草，用开水冲泡代茶饮，适合肺热咳嗽、痰多者饮用，可清热润肺。②鱼腥草煮汤：鱼腥草常与猪骨、瘦肉等炖汤，适合在肺热咳嗽、咽喉不适时饮用，帮助清热化痰。③鱼腥草凉拌：鱼腥草叶和茎洗净后，可以凉拌食用，适合夏季清热解暑，帮助排毒去火。

注意事项：虚寒证及阴性疮疡者忌服。

20）蒲公英

功效：蒲公英具有清热解毒、消肿散结、利湿通淋的功效。蒲公英能够清热消肿，缓解咽喉肿痛等症。

用法：有如下几种。①蒲公英泡水：取 5～10g 蒲公英，用开水冲泡代茶饮，可清热解毒，适合肺热、咽喉肿痛者。②蒲公英煮汤：蒲公英可与瘦肉、猪骨等搭配煮成汤，适合热性体质或体内有热毒者，帮助清热解毒。③蒲公英凉拌：新鲜的蒲公英叶子可以洗净后凉拌，适合夏季清热消暑，帮助改善体内的热盛症状。

注意事项：蒲公英性寒凉，适合热性体质和热毒内盛者，但不适合脾胃虚寒、易腹泻的人长期或大量食用，以免引起胃部不适。

21）**铁皮石斛**

功效：铁皮石斛具有益胃生津、滋阴清热的功效。铁皮石斛可以帮助改善肺阴不足引起的干咳少痰、咽干等症状。

用法：有如下几种。①铁皮石斛泡水：取 5～10g 铁皮石斛，用开水冲泡代茶饮，有助于滋阴润肺、补虚养身。②铁皮石斛煮粥：将铁皮石斛与大米同煮成粥，适合早晚食用，帮助滋阴生津，改善咽干口渴的症状。③铁皮石斛炖汤：铁皮石斛可与瘦肉、乌鸡或排骨等食材搭配炖煮，有滋阴润肺、补益肾精的功效，适合体质虚弱或阴虚火旺者食用。

注意事项：本品能敛邪，故温热病不宜早用，又能助湿，若湿热尚未化燥伤津者忌服。

22）**菊花**

功效：菊花具有疏散风热、清肺润燥、平抑肝阳、清肝明目的功效。菊花可用于肺热或燥热伤肺，咳嗽痰少、色黄而质稠，或干咳少痰、咽痒等症的缓解。

用法：有如下几种。①菊花泡水：取 3～5g 菊花，用热水冲泡代茶饮，适合在感到咽喉干痛、上火时饮用，帮助清热解毒。②菊花茶：菊花可以与枸杞子、金银花等搭配泡茶，既能清热去火，又能养肝明目，适合长期饮用。③菊花煲汤：将菊花少量加入汤中，与银耳或雪梨同煮，有助于润肺止咳、清热生津。

注意事项： 菊花性苦寒，脾胃虚寒者不宜长期或过量食用，以免引起肠胃不适或寒凉过盛。

23）葛根

功效： 葛根具有解肌退热、生津止渴、升阳止泻的作用，有助于缓解热病津伤口渴症状。

用法： 有如下几种。①葛根泡水：取 5 ~ 10g 葛根片，用开水冲泡代茶饮，能够清热生津。②葛根煮粥：将葛根与粳米或小米同煮成粥，适合早晚食用，有助于解热生津。③葛根煲汤：葛根常与瘦肉或排骨同炖，做成清润汤品，有助于生津止渴，适合热盛者食用。

注意事项： 葛根性凉，脾胃虚寒者不宜长期或大量使用。

24）鲜芦根

功效： 鲜芦根具有清热泻火、生津止渴、除烦、止呕、利尿的功效。芦根有助于缓解肺热引起的干咳、喉咙干燥、口渴等症状，还能帮助利尿排毒，清除体内热邪。

用法： 有如下几种。①芦根泡水：取 10 ～ 15g 鲜芦根，洗净切段，用热水冲泡代茶饮，有助于润肺清热，缓解肺燥咳嗽。②芦根煮汤：芦根可以与梨、银耳等清热润肺的食材同煮，适合干咳、咽干者食用，有生津止渴的作用。③芦根煮粥：芦根可以与大米一起煮粥，适合早晚食用，有助于清热生津，特别适合因肺热或燥热引起的口渴、喉干。

注意事项： 芦根性寒凉，对于脾胃虚寒者应谨慎使用。

25）薤白

功效： 薤白具有通阳散结、行气导滞的作用。薤白有助于缓解胸闷、咳痰不畅等症状。此外，薤白还能温中散寒，治胃寒气滞之脘腹痞满胀痛。

用法： 有如下几种。①薤白泡水：取少量薤白，用热水冲泡代茶饮，适合气滞胸闷、痰多咳嗽者，可帮助理气化痰。②薤白煮粥：薤白可与大米或小米同煮成粥，适合早晚食用，有助于温阳理气，缓解胸闷气滞。③薤白炖汤：薤白可与鸡肉、排骨等食材搭配炖煮，帮助温阳散寒，适合体质虚寒、容易腹泻或胃寒的人群。

注意事项： 薤白性温，阴虚火旺或体内有热的患者应少用。

26）姜黄

功效： 姜黄具有活血行气、通经止痛的作用。姜黄有助于改善气滞血瘀带来的胸闷、咳嗽等症状。姜黄能祛除关节经络之风寒湿邪，通行气血而通络止痛，尤长于行肢臂而除痹痛。

用法： 有如下几种。①姜黄泡水：取少量姜黄粉（约 1g），用温水冲泡饮用，有助于改善血液循环、缓解炎症反应。②姜黄煮粥：将姜黄粉少量加入粳米或小米粥中煮熟食用，适合早晚食用，帮助调理脾胃、改善气滞血瘀。③姜黄入菜：姜黄常用于炖肉、炒菜中，适合与肉类搭配，既可增加风味，又可温中行气。

注意事项： 姜黄性温，阴虚火旺或胃肠敏感者不宜大量或长期使用。孕妇慎用。

27）**西红花**

功效： 西红花具有活血化瘀、凉血解毒、解郁安神的作用。西红花能够改善气滞血瘀引起的胸闷、疼痛等症状。

用法： 有如下几种。①西红花泡水：取少量西红花

（2～3g），用热水冲泡代茶饮，有助于活血化瘀，改善血液循环，但需控制剂量，不宜过多。②西红花煮粥：西红花可与大枣、糯米同煮成粥，适合气滞血瘀、血虚者食用，可帮助补血活血，适合寒冷季节食用。③西红花泡脚：西红花泡脚可活血通络，促进血液循环，特别适合气血循环差，手脚冰凉者。

注意事项： 西红花活血作用较强，孕妇及经期女性慎用。对于体质虚弱或有出血倾向的人群，也应谨慎使用并控制剂量，避免过量导致血流不畅。

28）西洋参

功效： 西洋参具有补气养阴、清热生津的功效。西洋参可以帮助缓解气阴两虚引起的疲劳、口干、咽干、干咳少痰等症状。

用法： 有如下几种。①西洋参泡水：取3～5g西洋参切片，用温水冲泡代茶饮，适合日常饮用，有助于滋阴润肺、补气养阴。②西洋参煮粥：将西洋参切片，与大米一同煮成粥，适合早晚食用，可帮助补气生津，缓解气虚乏力。③西洋参炖汤：西洋参可与鸡肉、乌鸡等食材炖煮，做成滋补汤，适合体质虚弱、免疫力低下者食用。

注意事项： 本品性寒凉，能伤阳助湿，故中阳衰微，胃有寒湿者不宜服用。不宜与藜芦同用。

29）枸杞子

功效： 枸杞子具有滋补肝肾、益精明目的作用，可改善因阴虚导致的干咳少痰、咽喉干痛等症状。

用法： 有如下几种。①枸杞子泡水：取适量枸杞子，用开水冲泡代茶饮，能补肾益气，适合日常饮用。②枸杞子煮粥：枸杞子可以与大米、大枣或莲子一起煮成粥，如枸杞红枣粥，有补血益气的效果，适合早晚食用。③枸杞子炖汤：枸杞子常与鸡肉、排骨或猪骨等搭配炖煮，如枸杞鸡汤或枸杞排骨汤，有助于滋补肺阴，增强体质。④枸杞子凉拌：枸杞子还可以作为凉拌菜的配料，如凉拌黄瓜或木耳中加入枸杞子，不仅增加营养，还为菜肴增添色彩。

注意事项： 枸杞子性平偏温，适合大多数人群。

30）山药

功效： 山药具有益气养阴、补脾肺肾、涩精止带的作用。山药能够改善气虚、脾虚引起的疲倦乏力、食欲不振等症状，帮助提升整体免疫力。

用法： 有如下几种。①山药炖汤：将山药与排骨、瘦肉等一同炖煮，做成山药排骨汤或山药鸡汤，有助于滋补脾肺，适合气虚体弱人群。②山药粥：将山药切片或捣成泥，与大米一同煮粥，适合早晚食用，有助于补脾益肺。③山药炒菜：将山药切片，与蔬菜或肉类同炒，不仅美味，且有益健康，适合日常食用。

注意事项：本品养阴能助湿，故湿盛中满或有积滞者不宜使用。

以上药食同源药物可在日常饮食中加入，以调理体质、缓解肺结节症状。不过，在使用这些药材时，建议结合个人体质和具体症状，并在专业中医医生的指导下进行，以确保安全有效。

6 有哪些药膳适合肺结节人群？

食疗药膳作为中医预防与治疗疾病的重要手段，有着悠久的历史与理论基础，强调"药食同源"。《黄帝内经》提出"五谷为养，五味为助"的养生原则，强调了平衡饮食在维持健康中的关键作用。唐代《食疗本草》及宋代陈直的《寿亲养老新书》进一步发展了中医食疗的思想，特别是在老年病和慢性病管理中，通过将药融于食疗，使患者能够更容易接受，同时减少对脏腑的伤害。

食疗药膳的特色在于，它不仅是一种营养补充，更具备药物治疗的功效。通过调配适合患者体质和疾病的食材，能够达到治疗疾病、改善健康状态的效果。明代李时珍的《本草纲目》对中医食疗理论做出了详细的论述，广泛记录了各种食物和药材的功效。清末张锡纯的学术思想融合了中西医学，对食疗药膳在临床中的实际应用做出了创新贡献，特别强调了食疗药膳在治疗慢性病、调理体质方面的效果。

对于肺结节人群，合理的膳食搭配有助于调理体质、增强免疫功能和促进康复。药膳的使用可以根据患者的具体症状和体质，选用具有益气养阴、化痰散结等功效的食材与药材，以达到治疗效果。

（1）杏仁猪肺粥

功效： 润肺止咳。

材料： 苦杏仁 15g，粳米 100g，猪肺 100g，油、盐、味精适量。

做法： 将苦杏仁去皮尖，放入锅内煮 15 分钟；加入洗净的粳米共煮至半熟；将洗净、挤干血水与气泡、切成小块的猪肺放入锅中，继续用文火煮至粥熟；最后调入油、盐、味精即可食用。

适应证：适用于咳嗽痰多、呼吸不顺、气喘、胸膈痞满、脉滑等，还适用于肺虚喘咳及肺燥咳血等。

（2）川贝秋梨膏

功效：养阴润肺，止咳化痰。

材料：款冬花 30g，百合 30g，麦冬 30g，川贝母 30g，秋梨 100g，冰糖 50g，蜂蜜 100g。

做法：将款冬花、百合、麦冬、川贝母加水煎煮，得到浓缩的药汁，去渣留汁；秋梨去皮去核，切块，与冰糖、蜂蜜一同加入药汁中，用文火慢慢熬煮成膏；冷却后取出，装瓶备用。每次服用 15g，每日 2 次，用温开水冲服。

适应证：适用于肺热燥咳、肺虚久咳、肺虚劳咳、痰不易咳出。

（3）猫爪草煲猪肺汤

功效：清肺散结。

材料：猫爪草 30g，猪肺 300～400g，细盐半茶匙。

做法：猫爪草洗净备用，猪肺切片并用手挤干，洗去气管中的泡沫；用细盐搓洗干净后，再次冲洗；将猫爪草和猪肺放入锅中，加适量水煮熟，调入油盐调味，饮汤食猪肺。

适应证：适用于肺结节无症状者。此药膳能够帮助清肺散结，对于早期或无明显症状的肺结节人群有辅助调理作用。

（4）虫草老鸭汤

功效：补益肺肾，增强免疫力。

材料：老鸭 1 只，冬虫夏草 15g。

做法：老鸭宰杀去毛和内脏，清洗干净；将冬虫夏草放入鸭腹内；加适量水，隔水炖熟。每日 1～2 次，15 天为一个疗程。

适应证：适合体质虚弱者，通过补益肺肾，增强免疫功能，有助于改善体质。

（5）五白饮

功效：养阴润肺，止咳化痰。

材料：白木耳 6g，北沙参 10g，玉竹 10g，百合10g，冰糖适量。

做法：将白木耳、北沙参、玉竹、百合洗净；将所有材料放入锅中，加适量水煮；煮熟后加入冰糖调味，取汁服用。

适应证：适用于肺结节阴虚肺燥者，症状包括干咳、痰少、痰中带血、咯血等。

（6）玉竹沙参焖老鸭

功效：滋阴润肺，养胃生津。

材料：玉竹50g，沙参50g，老鸭1只，葱、姜、料酒各适量。

做法：老鸭宰杀去毛和内脏，洗净；与玉竹、沙参加水炖煮至鸭肉熟烂，加调料调味。

适应证：适用于气阴两虚者。

（7）党参玉竹牛大力猪肉汤

功效：健脾益气，润肺止咳。

材料：猪瘦肉100～150g，党参15～30g，玉竹15～30g，牛大力15～30g，食盐适量。

做法：猪瘦肉切片，党参、玉竹、牛大力洗净切片；所有材料一起放入锅中，加水煮汤；煮熟后加盐调味食用。

适应证：适用于肺结节伴咽干易咳、心烦口渴、肺燥干咳、虚咳或长期用嗓者。

这些药膳能帮助调理肺结节人群的身体状态，缓解症状并提升免疫力。具体的食疗时间和频率应结合个人体质和症状，建议在医生指导下进行。

7 肺结节人群可以服用代茶饮吗？

肺结节人群可以在中医指导下适量服用代茶饮作为辅助调理的一种方式。代茶饮是将具有保健或治疗作用的中草药按一定比例加工后，用开水冲泡饮用，能够起到缓解症状、调理体质的作用。对于肺结节人群，代茶饮可以选择一些具有清肺化痰、理气散结、益气养阴的草药，来帮助调节体内的气血平衡，预防肺结节的进一步发展。

中医辨证：不同体质的人群需要根据个体情况选择合适的代茶饮，建议在中医医生的指导下使用，确保药效与体质相符。代茶饮虽然药性较温和，但也不宜长期、大量服用，需定期调整配方。

代茶饮在肺结节的日常调理中能起到辅助作用，但不能代替药物治疗，配合常规随访和治疗方案至关重要。

8 肺结节人群术后有哪些康复注意事项?

肺结节人群术后康复是一个需要多方面综合调理的过程,包括生活方式、饮食、运动、呼吸训练等方面的注意事项。良好的康复管理有助于促进伤口愈合、恢复肺功能、预防并发症,并提高患者生活质量。以下是肺结节人群术后康复的主要注意事项。

(1)呼吸训练

肺部手术后,患者的肺功能可能会暂时下降,呼吸训练有助于提高肺活量,促进肺的恢复。

深呼吸练习:每天进行深呼吸练习,吸气时尽量深长,呼气时缓慢而完全,以帮助清除肺部积液,防止肺不张。

咳嗽练习:术后咳嗽可以帮助排出肺部痰液,但要注意避免用力过猛,可以用手或枕头轻轻压住切口部位以减少疼痛。

医生可能会建议使用呼吸训练仪器来帮助恢复肺功能。

（2）饮食调理

手术后，患者的身体处于修复期，合理的饮食有助于增强体力，促进康复。

饮食宜清淡易消化： 术后初期应以流质或半流质食物为主，如米粥、汤类、蒸蛋等，避免油腻、辛辣刺激的食物，以减轻胃肠道负担。

补充优质蛋白质： 术后需要增加蛋白质的摄入，如鱼、鸡肉、豆类、蛋类等，以促进伤口愈合和组织修复。

多食用润肺的食物： 建议多食用具有润肺、清热化痰功效的食物，如梨、百合、银耳、枸杞子等。

避免吸烟和饮酒： 戒烟是肺结节术后康复中的重要一环，烟草中的有害物质会损害肺部的恢复。饮酒也应避免，它可能影响身体的免疫功能和药物的代谢。

（3）活动与运动

术后早期应逐渐恢复活动，但要避免剧烈运动，以免引起疲劳或加重呼吸负担。建议患者术后早期在医生指导下进行适度活动，如床旁活动、慢走等，有助于预防血栓形成、促进血液循环。随着康复的进程，逐渐增加活动量，如散步、简单的伸展运动等，以促进体力恢复和肺功能的增强。避免过度劳累：运动应循序渐进，避免过度劳累引起呼吸困难或疲劳。

（4）心理调节

术后患者可能会出现情绪波动，如焦虑、抑郁等情绪，这对康复不利。心理调节有助于恢复健康。保持积极的心态：与家人、朋友交流，获取支持，保持乐观的态度，能够提高康复速度。如果患者有明显的焦虑或抑郁情绪，可以考虑心理咨询或使用中医情志疗法，能够帮助放松心情。

（5）定期复查

肺结节术后患者需要进行定期随访和复查，以监测肺功能和结节的变化情况。根据医生的建议，定期进行胸部 CT 等影像学检查，评定术后肺部恢复情况。进行肺功能测试，以评估肺功能的恢复情况，调整康复计划。

肺结节人群术后的康复需要多方面的综合调理，包括呼吸训练、饮食调理、合理运动、心理调节等。定期复查和制定科学的康复计划有助于患者恢复健康、提高生活质量，并有效预防术后并发症的发生。

9 传统功法对肺结节有什么有益之处?

中医传统运动疗法，又称"导引"，导引是通过摇动筋骨、活动肢节来促进气血运行的一种康复方式。患者积极参与传统运动疗法，不仅能够调整情绪，减少不良情志的影响，还能调畅气机，疏肝愉心。通过促进全身气血流通，改善局部及全身的血液循环，从而增强体质，实现"气血流通便是补"的效果。传统运动疗法的主要目的是发挥机体的代偿能力，帮助恢复肢体功能。常见的传统运动包括八段锦、易筋经、五禽戏、太极拳、放松功、松静功、内养功、强壮功和站桩功等。《红炉点雪·却病秘诀》提到，运动可以使血气顺畅，精神安定，帮助恢复身体的活力和健康。

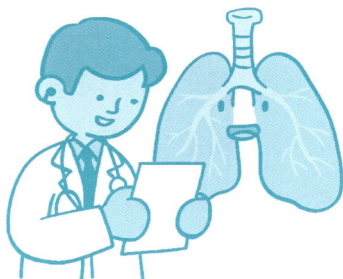

传统运动疗法强调形神共养、动静结合，既通过四肢的活动锻炼形体，又兼顾精神的调养。以"意领气，以气运身"的方式，使机体内阴阳平衡，调节脏腑功能。与现代激烈的体育活动不同，传统运动更注重精神状态与形体动作的结合，强调与自然界的和谐。通过练形、练气、练意的综合练习，内养精气神，外练筋骨皮，达到调理阴阳、扶正祛邪的效果，对情志调摄和肢体功能恢复具有重要作用。

（1）八段锦

八段锦是中国传统的养生功法，历史悠久，最早可追溯到北宋时期，广泛流传于民间。明代以后，许多养生著作中均有八段锦的记载，如《类修要诀》《遵生八笺》《保生心鉴》《万育仙书》等。八段锦的名称取自功法的八组动作，其效果被比喻为精美的锦缎，彰显其珍贵和在养生方面的良好作用。清末《新出保身图说·八段锦》将其特点和功效总结为"两手托天理三焦，左右开弓似射雕；调理脾胃须单举，五劳七伤往后瞧；摇头摆尾去心火，两手攀足固肾腰；攒拳怒目增气力，背后七颠百病消"。

临床研究表明，八段锦在改善肺癌术后患者的运动耐量、情绪（如焦虑和抑郁）调节、肺功能和生活质量方面具有显著效果。八段锦作为一种温和的康复运动，能够促进患者的整体康复，并帮助他们更好地适应术后的恢复过程。

1）功法特点

脏腑分纲，经络协调：八段锦依据中医的藏象理论及经络理论，按照脏腑和经络的生理、病理特点来设计动作。每组动作有其特定的侧重点，同时也注重动作之间的功能和谐，使整个功法在调节脏腑功能和人体整体状态方面效果显著。

神主宰，形气神合：八段锦通过导引动作，以意识调控形体，将意识贯注于每一个动作中，使神与形相合。通过意识的引导和形体的运动，促使体内真气的运行，达到"神注形中，气随形动"的境界。

对称和谐，动静相兼：本功法在每式动作及动作之间表现出对称和谐的特点，动作轻灵活泼，节节相贯，舒适自然。内在体现精神充实，外在展现安逸自如，动作中虚实相生、刚柔相济，展现了八段锦的独特神韵。

2）练功要领

松静自然，形息相随：八段锦的练习要求精神和形体放松，心静则气和，形松意充则气畅达。形体、呼吸、意念要自然协调。动作需遵循法度，呼吸要自然流畅，不强求吸气或呼气；意念自然，若有若无，保持形、气、神的和谐统一。

动作准确，圆活连贯： 八段锦的动作安排和谐有序，锻炼时需要明确动作的路线、姿势、虚实、松紧，保证姿势端正、方法准确。经过一段时间的练习，力求动作准确、熟练、连贯，虚实变化和姿势转换衔接如行云流水，无停顿断续，逐步达到动作、呼吸、意念的有机结合，实现形、气、神三位一体的境界。

（2）太极拳

太极拳被推荐为肺康复的有效替代训练方式，是一种扎根于中华传统文化中具有鲜明特色的运动。它强调集中精神意识，调节呼吸，控制身体运动，促进内部能量在体内的循环流动。配合其"深""长""细""匀"的呼吸方法，促进气的流动，以达到散结的目的。对于肺结节人群来说，太极拳不仅是一种轻松、无压力的运动方式，还能通过调节呼吸和提高肺部功能来帮助恢复健康。

1）功法特点

势正招圆，阴阳相济： 太极拳的动作以圆弧为基础，每个招式都由各种圆弧动作组成，整体形成太极的图形。动作端正，保持舒展，不散漫、不蜷缩、不歪斜。外形上看，动作圆满、连贯，一气呵成，连绵不断。

神注桩中，意随桩动：太极拳的锻炼要求手、眼、身、法、步的协调统一，注重静心意导，形神兼备。拳形和拳意都遵循"太极"之理，以动生阳，以静生阴，激发体内阴阳气血的运行。通过意念引导气的运转，使其循环往复，如环无端。

呼吸均匀，舒展柔和：太极拳要求呼吸细长匀缓，并与动作配合，引导气机的开合运转。吸气时动作为引、蓄、化、合，呼气时为开、发、拿、打。动作宜平稳、舒展、柔和。熟练后，可逐渐练习逆腹式呼吸：吸气时，横膈肌收缩，下腹部收紧，上腹部隆起；呼气时，横膈肌松弛，腹肌放松，肛门、会阴部微收，整个人放松。

2）练功要领

心静神宁，神形相合：练习太极拳时，要排除杂念，保持内心的宁静，将意识集中在练功过程中。以神为主帅，身体为驱使，意念引导气的运行，全身动作一致，达到"身动于外，气行于内"的效果。

松静圆润，呼吸自然：身法要求全身放松，虚灵顶劲，气沉丹田，含胸拔背，沉肩坠肘。动作要处处开张，不先不后，协调一致。逐渐达到气行如珠，劲如钢的效果。初学者应自然呼吸，熟练后逐步采用逆腹式呼吸。

以腰为轴，全身协调：腰部是动作的中轴，太极拳要求立身中正，动作协调一致。上下相随，前后相顾，左右相连，以腰部为轴带动全身，使整体动作浑然一体，这是练好太极拳的关键。

步法灵活，虚实分明：练习太极拳时，步法需灵活，动作圆融，劲如抽丝，步如猫行。运动中要分清虚实，随着重心的转移，两足交替支撑，以保持全身的平衡。

（3）五禽戏

五禽戏是一套外动内静、动中求静、动静兼备、刚柔并济、内外兼练的运动保健疗法，通过模仿虎、鹿、熊、猿、鸟（鹤）5 种动物的动作和神态，对消化不良、肌萎缩等常见病症可起到明确的康复和保健作用，达到强身防病的目的。其动作要领包括：全身放松，情绪轻松乐观；呼吸均匀，用腹式呼吸；专注意守，保证意、气相随；动作适度，量力而行，切勿勉强。《三国志·华佗传》言："吾有一术，名五禽之戏，一曰虎，二曰鹿，三曰熊，四曰猿，五曰鸟。亦以除疾，兼利蹄足，以当导引。体有不快，起作一禽之戏，怡而汗出，因以着粉，身体轻便而欲食。"

肺结节人群通过模仿 5 种动物（虎、鹿、熊、猿、鸟）的动作形态来调理气血及脏腑功能，可补肺宽胸、调畅气机，调节呼气和吸气，提高呼吸深度，促进气血循环，解郁散结。因此，五禽戏不仅可以作为肺结节人群的康复运动，还能改善整体的健康状态，提升患者的生活质量。

1）功法特点

模仿五禽，形神兼备： 五禽戏模仿动物的形态动作，以动功为主，通过形体动作的导引，引动气机的升降开合。外在动作模仿虎的威猛、鹿的安适、熊的沉稳、鸟的轻捷和猿的灵巧，同时还要注重内在神意与"五禽"之神韵相合，达到意气相随、内外合一的境界。如"熊运"时，两手在腹部划弧，腰腹部同步摇晃，表现熊的憨态，同时意守丹田，使内气运转，使形神兼备。

活动全面，大小兼顾： 五禽戏动作全面，涵盖身体各部位的运动，包括前俯、后仰、侧屈、拧转、开合、缩放等姿势，对颈椎、胸椎、腰椎等部位进行有效锻炼，并牵拉背部督脉及膀胱经，刺激背部腧穴。此外，本功法还注重手指、脚趾等小关节的运动，通过活动十二经络的末端，以畅通经络气血。

动静结合，练养相兼： 虽然五禽戏以动功为主，强调舒展形体、活动筋骨、畅通经络，但在每一组动作的起势、收势及每一戏结束后，都会配合短暂的静功站桩，引导练功者进入平稳的状态和"五禽"的意境，以此调整气息，宁静心神。

2）练功要领

动作到位，气息相随： 练习五禽戏时，要根据动作的名称及含义，做出相应的动作造型，并尽量做到规范、到位，努力做到"演虎像虎""学熊像熊"。要特别注意动作的起落、高低、轻重、缓急，做到动作灵活、柔和、连贯流畅。同时，要注意呼吸与动作的协调配合，遵循起吸落呼、开吸合呼、先吸后呼、蓄吸发呼的原则。

以理作意，展现神韵： 在练习时，要揣摩虎、鹿、熊、猿、鸟的习性和神态，通过意念进入"五禽"的意境。如练习虎戏时，意想自己是深山中的猛虎，伸展肢体、抓捕猎物，展现威猛气势；练鹿戏时，要想象自己是原野上的梅花鹿，伸足迈步，动作轻捷舒展；练熊戏时，则是意想自己是山林中的黑熊，转腰运腹，步履沉稳；练猿戏时，要进入山野灵猴的意境，轻松活泼、机灵敏捷；练鸟戏时，意想自己为湖边的仙鹤，轻盈潇洒，展翅翱翔。

⑩ 肺结节人群如何调节情绪状态?

肺结节人群在调控情绪状态时，情志的调节对整体康复至关重要。《素问·阴阳应象大论》提出"怒伤肝，喜伤心，思伤脾，忧伤肺，恐伤肾"，说明情志失调与脏腑功能的关系密切。调控情绪对于肺结节的管理与康复十分重要。研究显示，首诊肺结节人群的感知压力既能直接影响患者睡眠质量，也可以通过焦虑、抑郁间接影响患者睡眠质量，应对其进行心理疏导，缓解焦虑、抑郁情绪，改善睡眠质量。

（1）音乐疗法

听舒缓的轻音乐能够营造宁静、放松的氛围，有助于释放体内的内啡肽，抑制去甲肾上腺素和肾上腺素的释放，缓解焦虑和抑郁情绪。建议患者每天午睡前和晚上睡前各听 30 分钟舒缓的轻音乐，选择安静、光线柔和的环境，采取舒适的姿势，静静感受音乐的旋律，降低对负面情绪的注意力。

（2）正念减压训练

通过正念躯体扫描、正念冥想、正念呼吸和正念步行等方式，帮助患者缓解对外界压力的主观感受。在训练过程中保持放松，专注当下，感受身体的变化，从而增强自我意识与情绪平衡。

（3）呼吸调节

深呼吸、腹式呼吸等方法有助于平复情绪，改善焦虑和压力感，同时提高氧气摄入量，促进心情放松。

（4）运动疗法

适度的运动如太极拳、八段锦、五禽戏，通过动静结合、调息养生，能够改善气血流通，缓解紧张的情绪和心理压力。

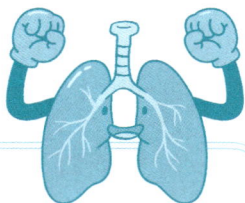

附录

一、肺结节诊疗流程

附表 1　首次发现肺结节的随访与管理时间表

结节性质	平均直径	复查时间
纯磨玻璃结节	< 6mm	6 ~ 12 个月复查
	≥ 6mm 且 < 8mm	
	≥ 8mm 且 < 15mm	3 ~ 6 个月复查
	≥ 15mm	1 ~ 3 个月复查
实性 / 部分实性结节	实性成分 < 6mm	6 ~ 12 个月复查
	实性成分 ≥ 6mm 且 < 15mm	3 ~ 6 个月复查
	实性成分 > 15mm	1 ~ 3 个月复查 / 直接活检 /PET-CT 检查

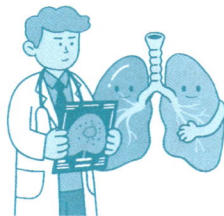

附表 2　持续存在肺结节的中医诊疗流程表

结节性质	平均直径	中医诊疗情况	
纯磨玻璃结节	≥ 6mm	中医治疗	
	< 6mm	有证候	中医治疗
		无证候	下年度筛查
实性 / 部分实性结节	实性成分 ≥ 6mm	中医治疗	
	实性成分 < 6mm	有证候	中医治疗
		无证候	下年度筛查

附表 3　持续存在肺结节的随访与管理流程表

结节变化	随访与管理	
目标结节进展	多学科团队会诊,临床干预	
目标结节稳定	有证候	中医治疗
	无证候	下年度筛查
	多学科团队会诊 / 下年度筛查	
目标结节部分吸收	中医治疗	
目标结节完全吸收	下年度筛查	

续表

结节变化	随访与管理		
新发结节	≤ 3mm	6 个月后复查	新发结节未进展	下年度筛查
			新发结节进展	多学科团队会诊,临床干预
	> 3mm	3 个月后复查	新发结节完全吸收	下年度筛查
			新发结节进展	多学科团队会诊,临床干预
			新发结节部分吸收	6 个月后复查

附表 4 目标结节变化评定表

结节评价	目标结节变化	
目标结节进展	< 5mm	平均直径较前增加 ≥ 50%
	5 ~ 10mm	平均直径较前增加 ≥ 30%
	> 10mm	平均直径较前增加 ≥ 20%
	CT 值增大	
	实性成分平均直径增加 > 1.5mm	
	计算机辅助诊断计算容积增大	
	出现分叶征、毛刺征、胸膜凹陷征、血管集束征等恶性征象	

续表

结节评价	目标结节变化	
目标结节部分吸收	< 5mm	平均直径较前减少 ≥ 50%
	5 ~ 10mm	平均直径较前减少 ≥ 30%
	> 10mm	平均直径较前减少 ≥ 20%
	CT 值减低	
	实性成分减少	
	计算机辅助诊断计算容积减少	
目标结节完全吸收	复查低剂量螺旋 CT 目标结节不可见	
目标结节稳定	目标结节不符合进展或完全吸收或部分吸收指征，认定为目标结节稳定	

二、中医体质分类与判定

1. 平和质（A 型）

总体特征：阴阳气血调和，体态适中、面色红润、精力充沛。

形体特征：体形匀称健壮。

常见表现：面色、肤色润泽，头发稠密有光泽，精力充沛，耐受寒热，睡眠良好，二便正常，脉和缓有力。

心理特征：性格随和开朗。

发病倾向：平素患病较少。

对外界环境适应能力：适应能力强，对自然和社会环境适应良好。

2. 气虚质（B 型）

总体特征：元气不足，表现为疲乏、气短、自汗等。

形体特征：肌肉松软不实。

常见表现：语音低弱，容易疲乏，易出汗，精神不振，舌淡红，脉弱。

心理特征：性格内向，不喜冒险。

发病倾向：易患感冒、内脏下垂，病后康复缓慢。

对外界环境适应能力：不耐受风、寒、暑、湿邪。

3. 阳虚质（C 型）

总体特征：阳气不足，表现为畏寒怕冷、手足不温。

形体特征：肌肉松软不实。

常见表现：畏冷，手足不温，喜热饮食，精神不振，舌淡胖嫩，脉沉迟。

心理特征：性格沉静内向。

发病倾向：易患痰饮、肿胀、泄泻，感邪易从寒化。

对外界环境适应能力：耐夏不耐冬，易感风、寒、湿邪。

4. 阴虚质（D型）

总体特征： 阴液亏少，表现为口燥咽干、手足心热。

形体特征： 体形偏瘦。

常见表现： 手足心热，口燥咽干，喜冷饮，大便干燥，舌红少津，脉细数。

心理特征： 性情急躁，外向好动。

发病倾向： 易患虚劳、失精、不寐，感邪易从热化。

对外界环境适应能力： 耐冬不耐夏，不耐受暑、热、燥邪。

5. 痰湿质（E型）

总体特征： 痰湿凝聚，表现为形体肥胖、腹部肥满、口黏苔腻。

形体特征： 体形肥胖，腹部肥满松软。

常见表现： 多汗且黏，胸闷，痰多，口黏腻或甜，舌苔腻，脉滑。

心理特征： 性格温和稳重，善于忍耐。

发病倾向： 易患消渴、中风、胸痹等病。

对外界环境适应能力： 对梅雨季节及湿重环境适应能力差。

6. 湿热质（F 型）

总体特征：湿热内蕴，表现为面垢油光、口苦、苔黄腻。

形体特征：形体中等或偏瘦。

常见表现：面垢油光，易生痤疮，口苦，身重困倦，大便黏滞或燥结，小便短黄，舌红苔黄腻，脉滑数。

心理特征：容易心烦气躁。

发病倾向：易患疮疖、黄疸、热淋等病。

对外界环境适应能力：对湿热气候较难适应。

7. 血瘀质（G 型）

总体特征：血行不畅，表现为肤色晦暗、舌质紫暗。

形体特征：胖瘦均见。

常见表现：肤色晦暗，瘀斑，口唇暗淡，舌暗有瘀点，脉涩。

心理特征：易烦躁，健忘。

发病倾向：易患癥瘕及痛证、血证等。

对外界环境适应能力：不耐受寒邪。

8. 气郁质（H 型）

总体特征：气机郁滞，表现为神情抑郁、忧虑脆弱。

形体特征：体形以瘦者为多。

常见表现：神情抑郁，情感脆弱，烦闷不乐，舌淡红，脉弦。

心理特征：性格内向不稳定，敏感多虑。

发病倾向：易患郁证、梅核气等。

对外界环境适应能力：对精神刺激适应能力差，不适应阴雨天气。

9. 特禀质（Ⅰ型）

总体特征：先天失常，表现为生理缺陷、过敏反应等。

形体特征：过敏体质者无特殊；先天禀赋异常者或有畸形。

常见表现：哮喘、风团、咽痒、鼻塞、喷嚏等；遗传性疾病者表现为家族性特征。

心理特征：因禀质不同而异。

发病倾向：易患哮喘、荨麻疹、花粉症、遗传性疾病等。

对外界环境适应能力：适应能力差，易引发宿疾。

通过以上分类，了解不同患者的体质特征、易感疾病和适应能力，可以为肺结节等疾病的预防和治疗提供参考依据。

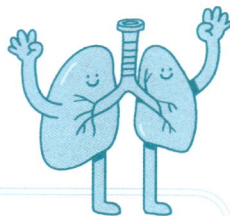

参考文献

[1] 中华医学会呼吸病学分会，中国肺癌防治联盟专家组. 肺结节诊治中国专家共识（2024年版）[J]. 中华结核和呼吸杂志，2024，47（8）：716-729.

[2] 胡坚，支修益，刘伦旭. 直径≤2 cm肺结节胸外科合理诊疗中国专家共识（2024）[J]. 中国胸心血管外科临床杂志，2024，31（8）：1077-1089.

[3] MAZZONE PJ，LAM L. Evaluating the patient with a pulmonary nodule：a review [J]. JAMA，2022，327（3）：264-273.

[4] MCWILLIAMS A，TAMMEMAGI MC，MAYO JR，et al. Probability of cancer in pulmonary nodules detected on first screening CT [J]. N Engl J Med，2013，369（10）：910-919.

[5] ADAMS SJ，STONE E，BALDWIN DR，et al. Lung cancer screening [J]. Lancet，2023，401（10374）：390-408.

[6] 赫捷，李霓，陈万青，等. 中国肺癌筛查与早诊早治指南（2021，北京）[J]. 中国肿瘤，2021，30（2）：81-111.

[7] 杨国旺，张兴涵，张怀锐，等. 肺结节中西医结合全程管理专家共识 [J]. 中国实验方剂学杂志，2024，30（1）：149-159.

[8] LAM S，BAI C，BALDWIN DR，et al. current and future perspectives on computed tomography screening for lung cancer：A

Roadmap From 2023 to 2027 from the international association for the study of lung cancer [J]. J Thorac Oncol，2024，19（1）36-51.

[9] WANG C，SHAO J，HE Y，et al. Data-driven risk stratification and precision management of pulmonary nodules detected on chest computed tomography [J]. Nat Med. 2024.，30（11）：3184-3195.

[10] 刘宝东，陈海泉，刘伦旭，等 . 肺结节多学科微创诊疗中国专家共识 [J]. 中国胸心血管外科临床杂志，2023，30（8）：1061-1074.

[11] 辛少伟，辛向兵，赵雅波，等 . 直径≤ 3 cm 肺腺癌淋巴结转移危险因素分析 [J]. 中国胸心血管外科临床杂志，2024，31（10）：1-6.

[12] 杨丽惠，李靖华，周天，等 . 中医辨证论治肺结节研究现状与思考 [J]. 中华中医药杂志，2024，39（3）：1431-1436.

[13] 刘瑞，李玥 . 基于肺癌高风险人群筛查的肺结节中医诊疗与管理专家共识 [J]. 中医杂志，2023，64（17）：1824-1832.

[14] 李玥，张馨月，何姝霖，等 . 肺结节临床症状及中医证候分布特征 [J]. 中国中药杂志，2023，48（17）：4782-4788.

[15] 杨倩，肖晶旻，陈远彬，等 . 肺结节中西医结合恶性风险预测模型的建立与验证 [J]. 中国实验方剂学杂志，2024，30（9）：1-14.

[16] 朱沛文，李芳，肖冲，等 . 基于疾病全程管理探索肺结节中医诊疗体系的构建 [J]. 中医杂志，2023，64（23）：2397-2400.

[17] 李玥，胡佳奇，胡越，等 . 中医药辨证治疗亚实性肺结节的实用性随机对照研究 [J]. 肿瘤防治研究，2024，51（5）：373-379.

55